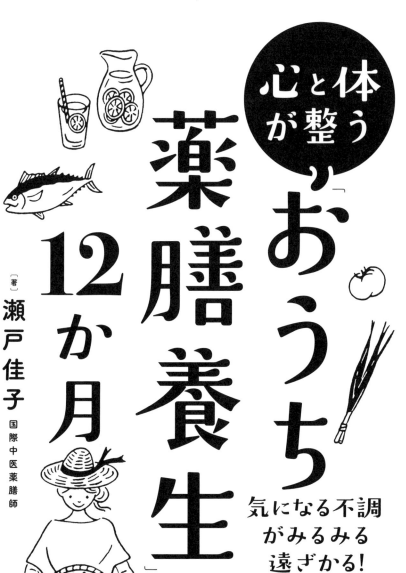

心と体が整う「おうち薬膳養生」12か月

気になる不調がみるみる遠ざかる!

冷え　花粉症　めまい　イライラ

[著] 瀬戸佳子
国際中医薬膳師

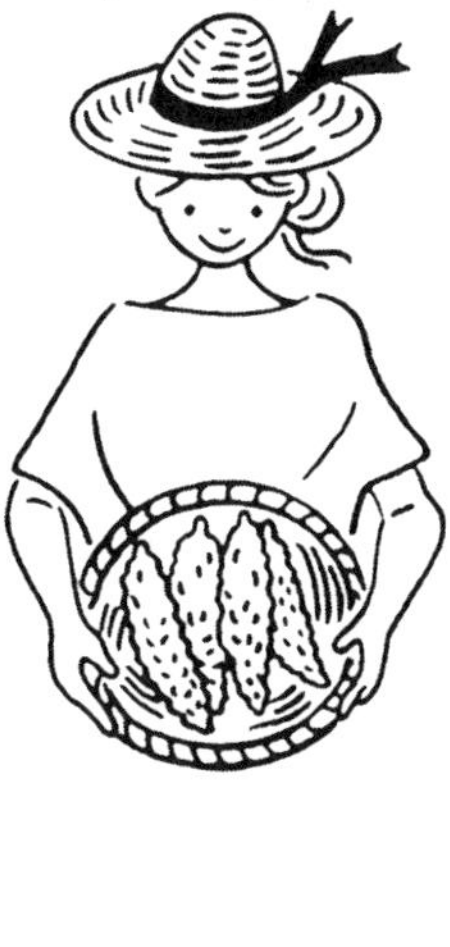

薬膳養生カレンダー

季節に合わせた食材を摂って養生をし、元気に過ごせる心と体をつくっていきましょう。詳しくは、各月の解説ページをご覧ください。

花粉症対策を！

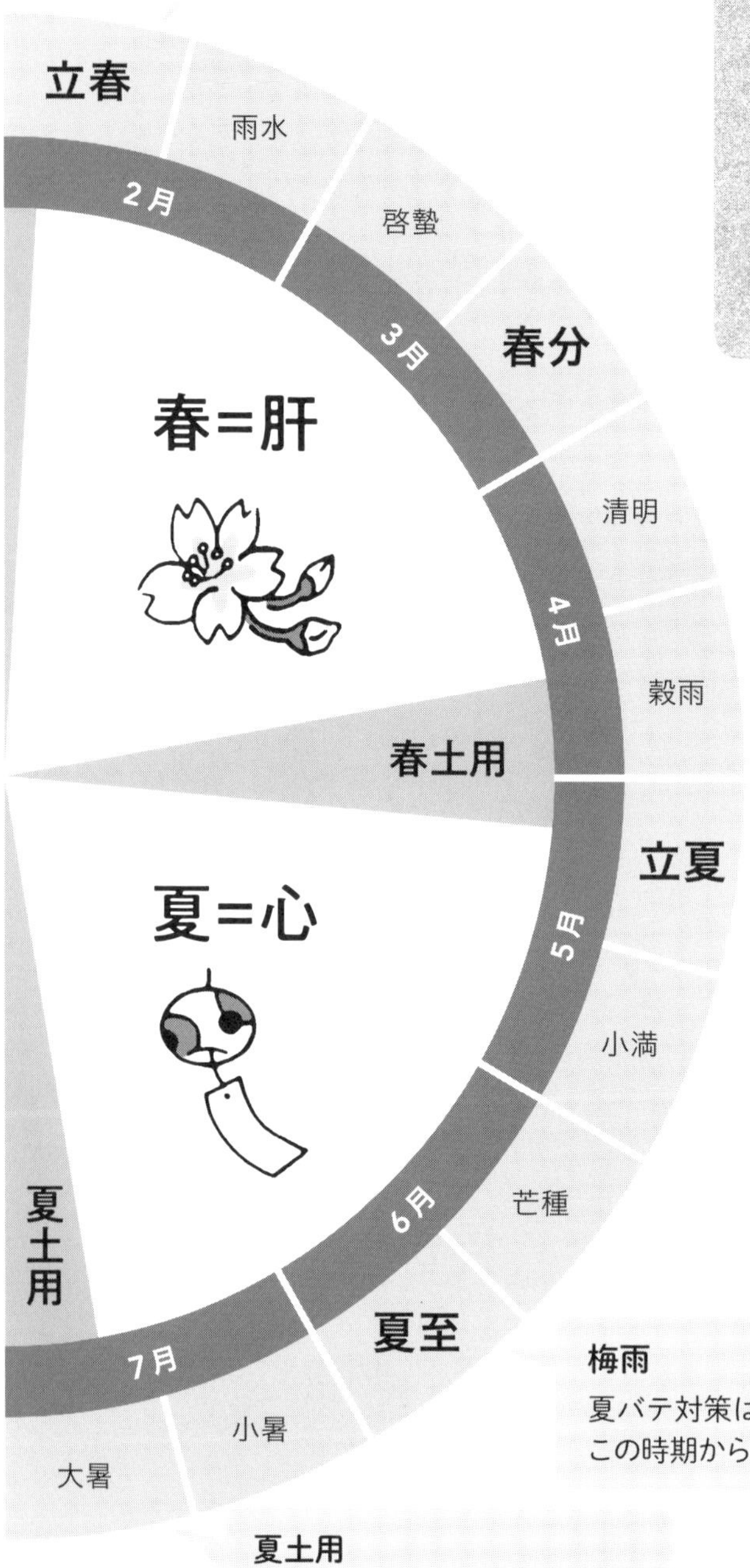

梅雨
夏バテ対策はこの時期から！

夏土用
胃腸を冷やさないように注意！

春は緑の食材を食べよう！

キャベツ、菜の花などの葉物野菜、山菜類など

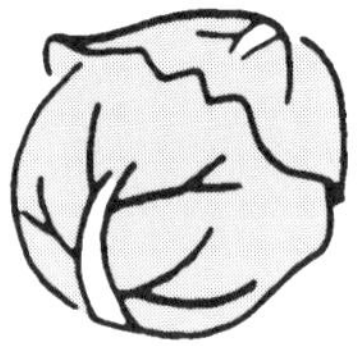

汗をかける体づくりスタート

夏は赤の食材を食べよう！

トマト、スイカ、パプリカ、小豆など

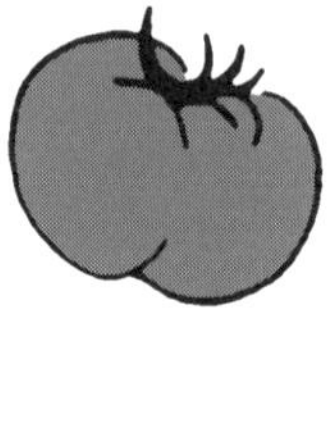

※東洋医学でいう五臓（肝・心・脾・肺・腎）は、生命活動に欠かせない生理機能を5つに分類したもの。五臓それぞれの働きは、季節と連動していると考えられています。

冬土用
カゼ対策は万全に！

冬は黒の食材を食べよう！

鰻、牡蠣、栗、海藻類など

寒さに備えよう！

秋は白の食材を食べよう！

山芋、れんこん、梨など

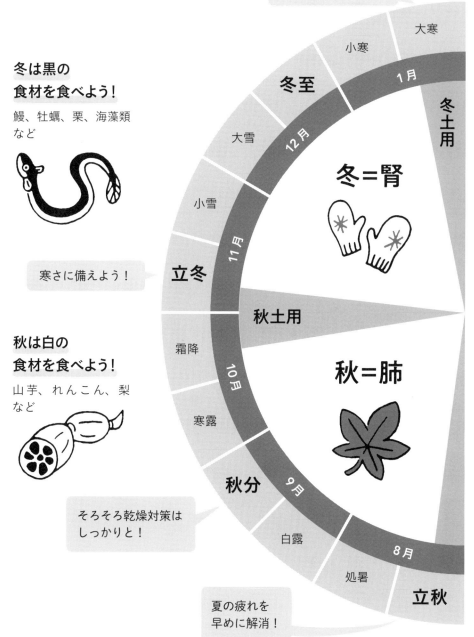

そろそろ乾燥対策はしっかりと！

夏の疲れを早めに解消！

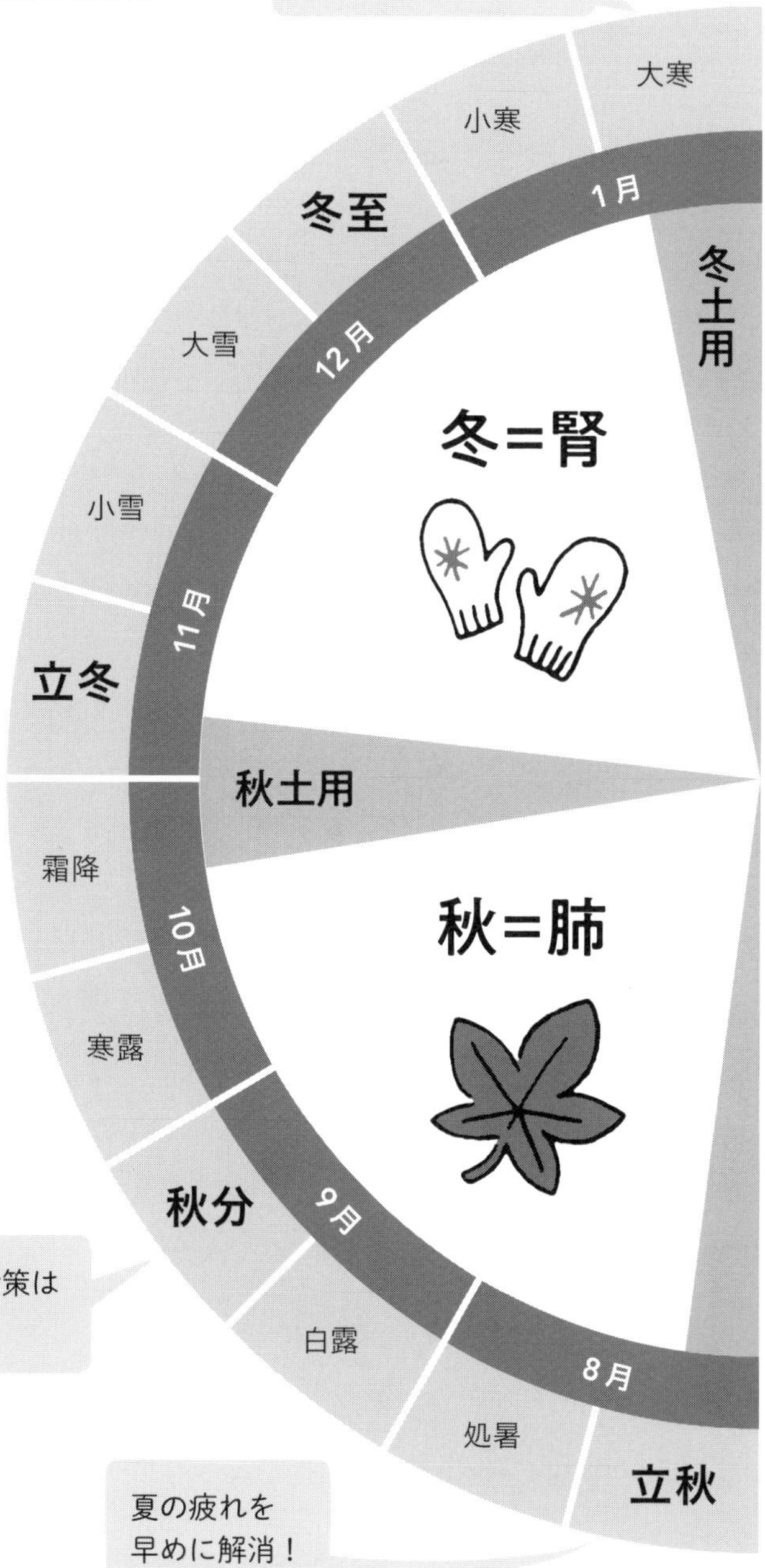

はじめに

　皆さんは季節にどんな印象を持っているでしょうか。二十四節気《にじゅうしせっき》という言葉を聞いてどんなことを思い浮かべるでしょうか。

　季節によって何か影響があるの？　と思うかもしれません。はたまた、立春《りっしゅん》だの冬至《とうじ》だの天気予報では聞くけれども、風情や教養のある人が知っていることでしょう？　と思うかもしれません。季節の話をすると、現在はネガティブな面ばかりが見えるかもしれません。冬は寒い、夏は暑い、梅雨は湿気が多くて、春は花粉症で天候が変わりやすくて……どの季節も辛いと言われる方がたくさんいらっしゃいます。

　特にここ数年は猛暑が続き、大規模な自然災害も起こり、気候の激しさが増していると感じる人も多いのではないでしょうか。無用の長物のように感じる季節の言葉ですが、実は体調を管理したり整えたりするのにとても重要な役割を担っているのです。

私は夫の鍼灸《しんきゅう》治療院で日々、患者様に漢方をお出ししたり、薬膳のアドバイスをしたりしています。体の不調というのは実にいろいろな要因で起きています。1つの要因ということはまずなく、大抵は複数の要因が重なって起きています。

その中でも季節に影響を受けた要因はとても多いです。体質や生活習慣などさまざまな要因がありますが、季節に関係した要因がない人はほぼいません。

例えば、夏は熱中症や夏バテがありますが、この暑さや湿気への対策、皆さんはどうやってしていますでしょうか。

クーラーをしっかりつける？　水分補給を心がける？

もちろんそれらも大切なことです。でも東洋医学の知恵を使えば、実は自分でできる対処法がもっとたくさんあるのです。昔の人たちはクーラーも冷蔵庫もない時代でも季節を上手に乗り切るように気をつけてきました。それは「季節に体を合わせて過ごす」ということです。昔の人は季節に対応できなければ死んでしまう可能性が高かったわけですから、季節に対応できるかは一大事だったのです。

東洋医学の礎《いしずえ》となる『黄帝内経《こうていだいけい》』の「四気調神大論《しきちょうしんたいろん》」には、季節による過ごし方が書かれています。季節ごとの生活養生や、どんな心持ちで過ごすべきかが載っているのです。また、「五運六気《ごうんろっき》」といって、その年の天候を予測する内容もあります。農業をはじめ、国を治めることに天候が大きく影響する時代で、現代より天候の予測が重要視されていたのだと思います。そして病になって倒れないためにも、この天候を知ることが大切だったのです。

東洋医学には三因制宜《さんいんせいぎ》という言葉があります。因人、因時、因地、つまり、体質によって、季節によって、住んでいる土地によって、治療法を考えるということです。

最近では気象病という言葉も見受けられるようになりましたが、気温や気圧など天候によって不調となる症状のことを指すようです。実は東洋医学ではずっと昔から気象病といえるものを取り扱ってきました。

季節に合わせた過ごし方ができれば、季節から受ける不調の要因がぐっと減るわけです。季節に合わせてうまく過ごすことができないために、その季節だけでなく、1

年中不調になってしまっている人もいます。私たちは季節をコントロールすることはできません。暑い夏に逆らって過ごせば熱中症になりますし、雨の多い秋に逆らえば体のむくみも増します。逆に季節、天候に合わせて過ごせば、大きな不調もなく心穏やかに楽しく過ごせるのです。

季節は悪い面ばかりではなく、良い面もたくさんあります。その良い面を享受できるようになれば、自然の力を味方につけて、もっと元気になることもできるのです。季節の養生は季節を重ねるごとに少しずつ体も心もラクになってきます。1か月後、3か月後、1年後にはきっと、季節の移ろいが楽しめていると思います。

『心と体が整う「おうち薬膳養生」12か月』　もくじ

知っておきたい薬膳のこと

春の薬膳養生

2月 3月 4月

夏の薬膳養生 5月 6月 7月

秋の薬膳養生

8月 9月 10月

冬の薬膳養生

11月 12月 1月

知っておきたい薬膳のこと

そもそも薬膳って？

◆病気になりにくい体に導く

東洋医学といわれるものの中にはいくつかのものがありますが、メジャーなものだと、生薬《しょうやく》や方剤《ほうざい》を用いて治療する漢方、鍼《はり》やお灸《きゅう》を使った治療である鍼灸《しんきゅう》、推拿《すいな》（中国式整体）、気功があります。薬膳もその１つに含まれます。

これらは、東洋医学の考え方を用いて治療したり、体調を整えたりする方法で、薬膳とは食事を用いて体調を整える方法です。

薬膳が特に得意なことは、病気や体調不良になりにくくすること、できるだけ元気で長生きできるように心身を整えること、病気などの治療の効果を高められるように心身の状態をサポートすることです。

古くから食事による治療は行われてきており、「上工治未病《じょうこうちみびょう》」、つまり「優れた医者は病気になる前に治す」といわれてきました。これは漢方や鍼治療をせずとも未病※のうちであれば、食事に気をつけるだけで病気を防げるという意味です。裏を返せば食事や生活習慣が悪ければ病気にもなりうる、ということです。

暴飲暴食をして糖尿病や高血圧になってしまったという例は、イメージしやすいでしょう。ここまでいかなくても、日々の食事によってさまざまな不調を引き起こしていることもあるのです。

また、最近ではアンチエイジングだけでなく、フレイル（加齢により心身が弱った状態）の予防に食事の重要性が説かれることが多くなってきましたが、東洋医学の世界では昔からいわれていることでもあります。

◆体質改善に力を発揮

薬膳は病気になりにくくしたり、未病のうちに治療したりするのにはとても効果があります。毎日の食事をバランス良く規則正しく摂ることは、カゼをひかずに過ごしたり、元気で長生きしたりすることには欠かせません。また、生理で貧血になった時、働きすぎなどで疲れた時に肉をたくさん食べて回復するのは、未病のうちに食事

※病気になる前の不調、ちょっとした体調不良

で対処した例になります。

では、未病を超えて病気になってしまったものを食事で治せるかといえば、正直なところ大変難しいです。特に深刻なもの、慢性病、病気になってから時間が経っているものは治すことが難しいと思っていただいて良いでしょう。**食事による効果というのは、体に対する変化が非常に緩やかです。**

例えば、漢方薬などの生薬の方が体を変化させる力があります。いい意味で効果が強いのですが、言い換えれば食べものとして日常的に摂るにはデメリット（毒性や使用上の注意が多い）があるので、不用意に使うことができないのです。漢方薬の専門家は効果を最大限にしつつも、デメリットが出ないように注意しながら処方します。病気を治療する場合はその回復速度も求められますから、西洋医学の治療法の方が適していたり、漢方薬を用いる方が適していたり、鍼治療の方が適していたりするのです。

では、食事療法をしても意味がないかというとそういうわけではありません。

食事で治すことはできなくても、他の治療法（西洋医学・東洋医学を問わず）の効果を高めたり、サポートしたりすることはできます。

また、食事で摂るものは効能が緩やかで穏やかだからこそ、体質改善に向いています。

例えば、手術をすることが決まっている場合でも、それまでの間に手術に備えて体力をつけたり、体調をできるだけ良い状態に持っていったりするのに、食事を活用することはとても有効です。投薬治療をしている場合でも、その効果ができるだけ発揮されるように、胃腸を元気にしたり、薬の副作用で食欲が落ちるのを薬膳の知恵を使って食べやすくしたりするのも1つです。

また再発しないように、生活養生をする際に薬膳の知識を活用し、体質改善をして病気を予防することも有効です。

◆生薬が入っていなくても薬膳

では、薬膳料理とはどんなものでしょうか。

「薬膳」といわれて多くの方は生薬の入った料理と思っているかもしれません。

実は「薬膳料理」というものがあるわけではありません。しいていえば、**薬膳の考えに基づいてつくられたり、食材を選んだりした料理は全て薬膳料理ということができ**

きます。

何も考えずに朝鮮人参やクコの実が入った料理を食べたとしても、薬膳料理を食べたとはいえません。逆に、「今、熱中症になりそうだからスイカをたくさん食べた」という場合は、スイカも薬膳料理になるといえます。

つまり、薬膳料理になるかならないかは、**薬膳、東洋医学の考えをもとにして、今どんな状態だから、どんな体質だから、何を予防したいから、この食材を選ぶという論理が成り立っているかどうか**によります。その論理がなければ薬膳料理にならないのです。

厳密にいえば、東洋医学の理論をマスターして、体質を診断して、食材を選ぶというのが一番良いのですが、そんなことができなくても選ぶことができるものがあります。

それは、**「季節に基づいて養生する」**ということです。

季節の養生が体にいい理由

◆夏の体、冬の体がある

日本には明確な季節の違いがあり、四季があります。

夏は暑く、冬は寒くなります。それ以外にも夏の終わりから秋にかけては台風がきたり、冬を告げる木枯《こが》らしが吹いたり、春を知らせる春一番が吹いたり、梅雨《つゆ》があったりと、季節により天候が大きく変わります。

温暖化や異常気象などで今まで通りの季節ではないという見方もあるかもしれません。しかし、古来からのおおまかな季節の特徴は毎年変わりません。

夏は暑さに対応すべき季節ですし、冬は寒さに対応すべき季節です。季節に応じた養生があるわけです。冬は防寒をしっかりして、体を寒さから守ります。夏は逆に発汗を促しつつ、水分補給をして、暑さに対応します。部屋の中にいるからといって、全く季節を無視することはできないのです。

体と季節が合致していると大きな不調はありません。私たち人間も季節と調和しており、自然の一部であるのです。これを東洋医学では「整体観念《せいたいかんねん》」といいます。

◈体と季節の不一致が不調を引き起こす

寒い冬の時期に冷たいもの（ビールやアイスクリーム、生野菜、夏野菜など体を冷やすもの）ばかり食べていると、気候が暖かくなっても体の芯が冷えたままで、体はいつまでたっても「まだ冬だ」と感じてしまっています。これが、体と季節が一致しない状態です。

体が冬の状態だと、春に代謝が高まるはずなのに冬眠したままなので、花粉などを解毒することができずにアレルギー症状が強くなってしまいます。そのまま夏を迎えてしまうと、体の内側に冬のままの寒さがあるので、暑さの調整ができずに熱中症になりやすくなってしまうのです。

多くの人は季節に合わせる方法を知らないので、体と季節の不一致を放っておいてしまいます。こうしてだんだん季節の不調が積み重なり、気がつけば年間の不調へと変わっていってしまうのです。季節の不養生が原因であれば、ちょっとしたことで改善できるのに「体質だから仕方がない」とあきらめてしまう方が多いのは残念なことです。

◆東洋医学における季節

さらに、**東洋医学ではその前の季節からの過ごし方が、次の季節の体調に影響を及ぼすと考えます。**本格的に暑くなる前から夏の暑さへの備えが必要で、5月頃から夏の暑さにしっかり対応できるような準備に入るのです。その時に役に立つのが、二十四節気です。

実際に患者様をみていても、確かに暦に沿って、季節の不調が出てきます。ですから、立夏《りっか》を迎えれば夏の準備を始め、まだ暑くても8月の立秋《りっしゅう》になれば秋の養生が体や心を整えるにはとても役立ちます。

さらに、先に挙げた「四気調神大論」では、その季節にうまく養生できていないと次の季節に不調が起こる、とあります。

東洋医学では、暦をとても大切にします。それは自然や天候の変化が体にも大きな変化をもたらすからです。

よく聞く「五行《ごぎょう》」は、自然や私たちの体や感情などさまざまなものを5つの要素に分けたものです。例えば、夏は五行では「火」です。夏も火もどちらも「あついもの」で同じ性質だと考えたのです。そして、臓器は「心」つまり心臓です。暑くなれば代謝が上がり、心臓の負担も大きくなるからです。

このように、夏には夏の養生、冬には冬の養生があります。さらに季節を分けていくと二十四節気というものがあります。これは1年を24に分けたもので、太陽と地球の位置関係によります。一番日が長いのが夏至で、短いのが冬至です。天気予報やニュースで聞いたことがある人も多いと思います。

二十四節気には季節の始めも示されており、「立春」「立夏」「立秋」「立冬」がそれぞれの季節の始まりです。例えば、「立春」は2月4日頃です。しかし、みなさんの感じる季節とは少しずれているかもしれません。「春だなあ」と感じるのは3月くらいですよね。これは、太陽と地表の温度にタイムラグがあるからです。日差しの影響に敏感な植物は2月頃から芽吹いていることが多いです。体も同じく春の気配を感じて、2月頃から少しずつ変化しています。ですから体調を整える場合は、春たけなわの3月から春の養生をするのではなく、早春の2月のうちから少しずつ調整をしていきます。この本では、季節は全て二十四節気を元にしています。

◆季節に合った養生とは

季節の過ごし方というのは、暑さ、寒さなどの天候にどう適応するかだけでなく、食事の摂り方、睡眠、精神状態など、さまざまな生活養生も含みます。

後述しますが、春は「肝」の季節と東洋医学では考えます。「肝」はストレスを受け止めて処理する臓器なので、春は他の季節よりもイライラしやすくなります。また、目に関係する臓器なので、「肝」が疲れると目の疲れが出やすくなったり、ものもらいなどの炎症も起きやすくなったりします。

冬は「腎」という臓器が活躍する季節で、「腎」が疲れやすくなります。「腎」は腰に関係する臓器ですから、腰を冷やすとぎっくり腰になりやすくなります。また、耳にも関係する臓器なので、大きな音を聞いたり、過労がたたったりすると、耳が遠くなったり、難聴になったりします。

このように、**季節によって不調の種類が違うので、季節の養生をすることでこれらの不調を予防することもできる**のです。

そして、食事も季節によって異なります。「季節に食事を合わせる」というと、特別なものに感じるかもしれませんが、ここでいう季節の食事というのは、日々の食事で取り入れるべきもので、特別につくらなければいけないものではありません。

簡単にいえば、**夏には夏に旬を迎える食材を使った食事を、冬には冬に旬を迎える食材を使った食事を摂れば良いということ。これが立派な薬膳になるのです。**

先ほどのスイカの例がそうです。夏が暑いというのは、程度の差こそあれ万人にとって間違いのないことです。

逆に、冬の寒い日にスイカを食べれば冷え性になります。スイカでなくても、冬にトマトやきゅうりを食べていませんか？　これらは夏の食材ですから体を冷やしてしまうので、基本的に冬に食べるのはおすすめしません。

春であれば春野菜を使った料理が良いですし、夏には夏野菜を使った料理が良いです。春キャベツの味噌汁を春に食べれば春の薬膳であり、夏にトマトスープを飲めば夏の薬膳なのです。

◆手に入りやすい食材で

野菜だけでなく、肉や魚も季節ごとに適したものがあります。アサリは春、秋はさんまがおいしくなりますが、どちらも季節の養生として取り入れて良いものです。**薬膳だからといって特別なものを用意する必要はありません。**いつもの買い物で手に入るものを中心に選べば良いのです。生薬もいりませんし、中国の食材を無理に手に入れることもありません。おそらくこれを読む方の多くは日本に住んでいらっしゃいますから、日本で手に入るものを食べれば十分です。

東洋医学では、まず体質を診断し、それに合わせて養生をします。しかし、体質を診断することはかなり大変なことです。薬膳の知識をある程度習得した人でも、この診断というところに苦労します。体質の診断はひとまず置いておいて、**どんな方にも等しく訪れるのが季節です。これに合わせて体調を整えることができれば、体質に関係する不調でも改善することが意外と多くあります。**

まずは体と季節を合わせること、これさえできればずいぶん日常が過ごしやすくなるのです。

体が喜ぶ！

季節の薬膳養生6か条

私たちの体と季節を合わせるために、以下の6つのことを心がけてみましょう。

①旬の食材を食べる

季節と体を合わせるために、旬の食材を食べましょう。旬の食材は、新鮮でおいしく、お財布にもやさしいので、良いことばかりです。

②季節の色のものを多く食べる

東洋医学では各季節に色が割り当てられています（P194）。季節の色の食材は、その季節の体調を整えるものが多いので取り入れましょう。

③食事の中に五色が入るようにする

季節の色が良いといってもやはりバランスが大切。食事の中に、できるだけ五色

（青・赤・黄・白・黒）のものが入るようにしましょう。

④季節による味付けや調理法を取り入れる

春夏は陰を養うためにさっぱりしたもの、秋冬は陽を養うために少しコックリしたものというように、季節の食養生に合った味付けや調理法がおすすめ。

⑤土用はいつも以上に食事に気をつける

季節の終わり18日間は、土用という時期。この時期は体調を崩しやすいので、食べすぎに注意するなど、いつもより食事に気をつけましょう。

⑥楽しんでおいしく食べる

楽しくない食事は消化液が出ず消化不良になりがちです。楽しいな、おいしいなという気持ちを大切にして、心と体の両方を元気にする食事を心がけましょう。

── Column ──

食材は「地域」「天候」に合わせて食べればいい

旬といっても地域によって多少のズレがあります。その地域で採れる食材を中心に食べると、より旬に合わせることができると思います。

また、旬の食材が天候などの影響によって生育が芳《かんば》しくない時があります。例えば、夏野菜が採れる時期なのに、日照不足で育っていない、猛暑で採れなくなった、長雨でいつも収穫できている野菜が育っていない、などです。その場合は、育っていない食材を無理に摂る必要はありません。

というのも、私たちも自然の一部だからです。日照不足の場合は日差しがさほどありませんから、日差しが必要な食材を多く摂る必要はなく、日差しがなくても育つものを食べた方が環境に適応しているのです。雨が多くなればきのこがよく育ちますから、きのこをよく食べると良いです。きのこは余分な湿気を取り除いてくれる食材です。あまりに猛暑だとトマトは育ちませんが、逆に苦瓜がたくさん育ったりします。その場合は苦瓜を多く食べれば良いわけです。

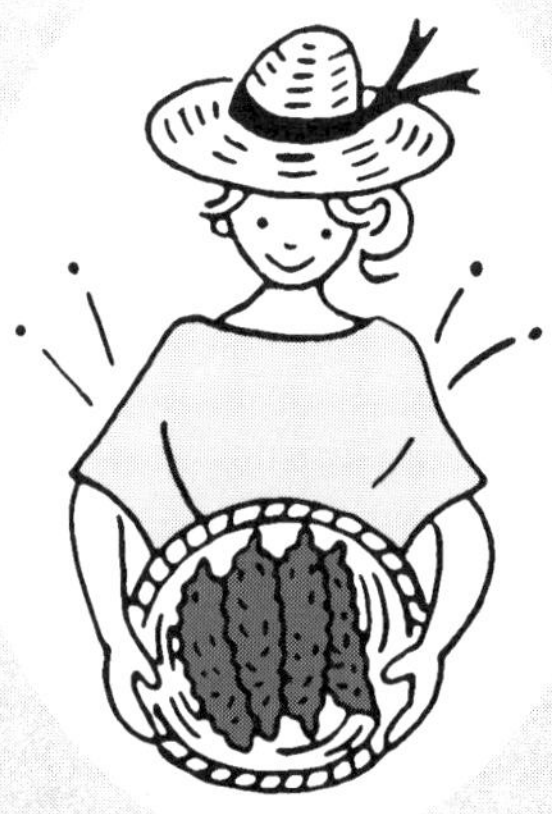

春の薬膳養生

2月

3月

4月

春の特徴

春

立春（2月4日頃）からの3か月

季節の特徴

「生発」

植物でいえば芽吹きの時期。冬眠から目覚め、冬に蓄えたエネルギーを芽吹かせ、外へ外へと伸びていきます。

主な邪気

風邪《ふうじゃ》

疲れやすい臓器や体の部位

肝、胆、目、筋、爪

起こりやすい不調

花粉症、貧血、めまい、イライラ、皮膚のかゆみ

食養生のポイント

・緑色のものを食べる
・新芽（山菜、菜の花など）のものを食べる
・動物性・植物性のタンパク質をしっかり摂る
・あっさりしたものがおすすめ

生活の注意

・早寝早起きをする、夜更かしはNG
・イライラを避けてのびのびする
・目の疲れに注意

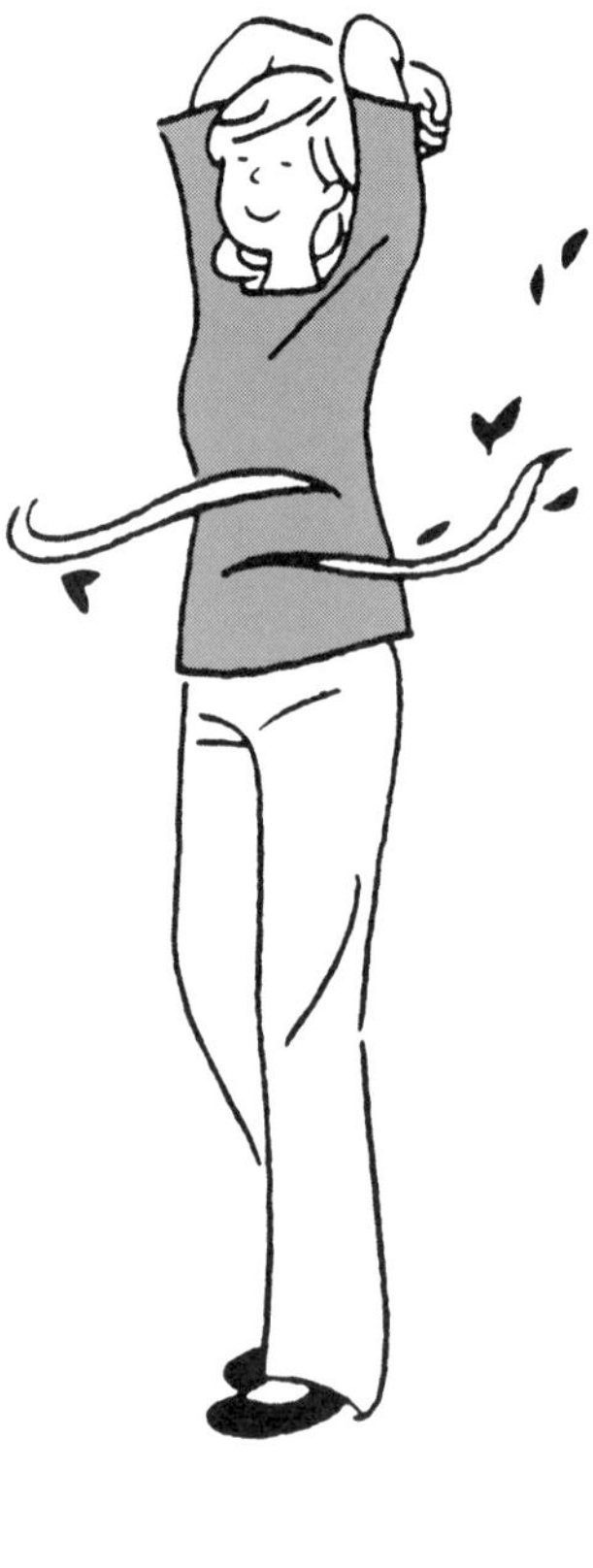

春に食べたい食材

「肝」を養うもの
干し椎茸、なずな、いちご、鰻、ししゃも、スズキ、タチウオ、レバー、あん肝、ローヤルゼリー
「肝」の血液を補うもの（血液を増やすもの）
あさり、穴子、アワビ、イカ、イワシ、鰻、牡蠣、カツオ、鮭、サバ、タコ、ブリ、マグロ、牛肉、レバー、鶏卵、黒豆、キクラゲ、人参、パセリ、ほうれん草、よもぎ、なつめ、ぶどう、黒ごま、松の実
「肝」の疏泄《そせつ》を助けるもの（気の巡りを良くするもの）
玉ねぎ、バジル、三つ葉、ローリエ、金柑、グレープフルーツ、みかん、ゆずの皮、カジキマグロ、カモミール、ジャスミン、ラベンダー、バラ

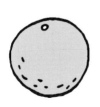

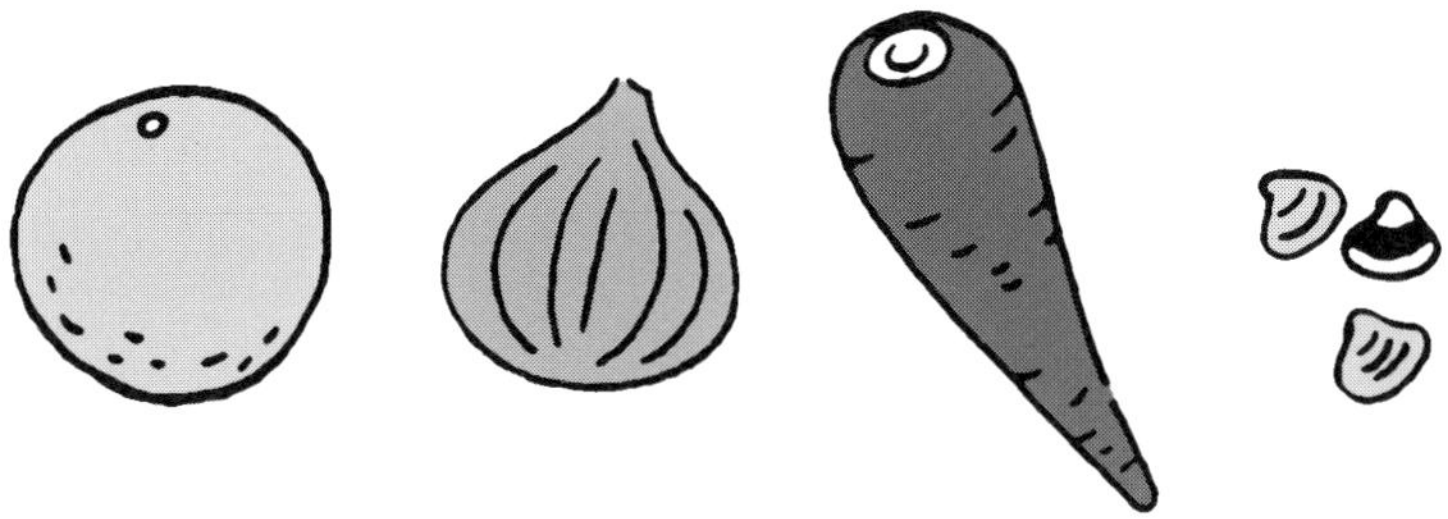

春の養生とは？

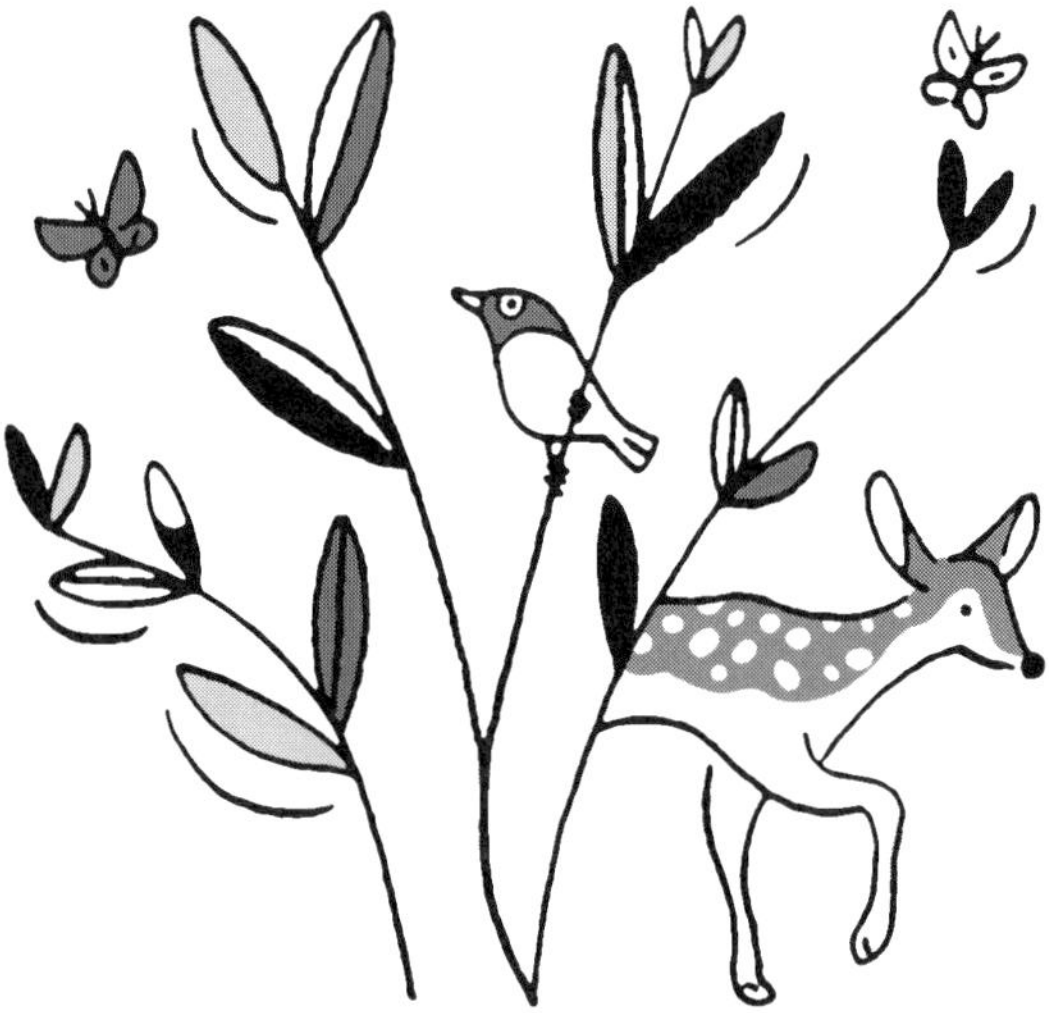

東洋医学では立春（2月4日頃）からの3か月を春と考えます。2月というとまだまだ寒さの厳しい時期ですが、徐々に日差しが暖かくなり、気温が上昇するとともに、動植物も活発に動き始めます。

春の特徴は「生発」といって、新芽や木が空に向かってまっすぐ伸びていくような状態です。のびのびとしたことを好み、外へ外へと成長していきます。

春の養生がうまくいくと、1年元気に過ごせるともいわれます。春の伸びやかな性質を活かしていくと良いでしょう。

春

◆春の臓器は「肝」

春は新しいことを始めたくなったり、動きたくなったりと、わけもなくウキウキする季節です。**この春の活動の原動力は「肝」という臓器**です。

「肝」はいわゆる肝臓のこと。東洋医学では「肝」の主な働きに「疏泄《そせつ》」と「蔵血《ぞうけつ》」があり、春の不調の多くはこの2つの働きの不調和が原因です。

「疏泄」とは、臓器やその機能がスムーズに働くように補助すること。疏泄が不十分だと解毒力が下がり、花粉症が出やすくなったりします。感情のデトックスも疏泄によるので、イライラしやすくなったりもします。

もう1つの役割は**「蔵血」、つまり、血液を蓄えること**です。「肝」は血液がたっぷりに満たされているとしっかり働くことができます。逆に、貧血になっていると「肝」は十分に働くことができず、不調が起こりやすくなります。また、「肝」が疲れると貧血にもなりやすくなります。

蔵血が不十分だと、**めまい、立ちくらみだけでなく、疲れやすい、髪や肌の乾燥、便秘、爪がもろい、視力の低下、物忘れ、不安感など**も起こりがちです。

なお、季節の臓器には、それぞれ関連した臓腑や体の部位があり、メインの臓器が不調だと、一緒に不調になったり、その部位に特徴的な症状が出たりします。季節ごとの相関は五行色体表（P194）を見てください。春は「肝」の季節ですが、その表裏関係といって兄弟となる臓腑は「胆」です。「胆」は「肝」と協力してストレスを処理したり、胆汁を出して脂を処理したりします。他に、「中正《ちゅうせい》の官《かん》」といって、正しい判断を下すところです。「胆」が弱くなると優柔不断になったり、びくびくしやすくなったりします。

他に爪や髪、目、筋も「肝」に関係するところです。

◈春の邪気《じゃき》は風邪《ふうじゃ》

東洋医学では季節によって起こりやすい邪気があります。邪気といっても禍々《まがまが》しいものではなく、私たちの体にとって負担となるその季節の自然環境を指します。

春の邪気は「風《ふう》」。季節の変わり目なので気圧の変化から風が吹きやすくなりますし、「春一番」という暖かい風が季節の変化を一層強くします。一方で、この「風」の影響で体の不調も起きやすくなります。

「風邪」と書いて「カゼ」と読みますが、カゼも風邪の1つです。春は風が強く吹き、朝夕の気温差が大きく、カゼをひきやすい季節です。他に、**風邪による不調は、花粉症、皮膚のかゆみ、めまいなど**があります。風邪による不調は、症状の出る場所がコロコロ変わったり、症状自体の変化が激しいのが特徴です。

◆春の食養生

季節の食養生は、季節の臓器を養い、働きを助けるものを中心に摂ります。

春は「肝」を養う、つまり「肝」を元気にするものを食べます。東洋医学では以臓《いぞう》補臓《ほぞう》といって、その臓器に元気をつけるために、同じものを食べるという考え方があります。**レバーやあん肝は「肝」を養うものの代表です。**

「肝」は血液が満たされているとその働きを発揮できるので、**血液を補うものを摂ると、「肝」は元気に働くことができます。**貧血になりやすい人は特に重点的に食べておくと良いです。

春は代謝が高まる季節なので、タンパク質がたくさん必要になります。**動物性と植物性のタンパク質を両方摂っておくと「肝」も元気になりやすい**ので、バランスよく摂りましょう。

もう1つの「肝」の働き、**疏泄を助けるためには、ハーブや柑橘類など、香りが良いものがおすすめです。**気の巡りを良くし、ストレス発散作用もあります。食べものだけでなく、アロマや入浴剤、ハーブティーなどでも良いです。

また、**春の色は青（＝緑）。キャベツや菜の花など葉物野菜をたっぷり食べると春の体調が整いやすくなります。**

他に、新芽のものは春の「生発」という作用を助けます。春の山菜は独特の苦味や風味で、体に「春がきた！」と知らせることができます。

一方で、「肝」の負担になるものは極力避けます。

アルコール、カフェイン、乳製品（特に甘いもの）、脂っこいものは「肝」の疏泄作用の負担になるので、できるだけ少なめに。脂っこい調理法は避け、なるべくさっぱりとした調理法を心がけましょう。

◆春の生活養生

春は芽吹くように、**伸びやかな心持ちで過ごすのがおすすめ**です。散歩やストレッチなど、気持ちが伸びやかになるようなことを生活でも取り入れてみてください。「肝」が疲れてくると、イライラしやすくなったり、気分の変調が激しくなったりします。逆に、イライラ・ストレス・我慢が多いと、「肝」が疲れやすくなります。適度なストレス発散を日頃から心がけるようにしましょう。

もう1つ、**春におすすめしたいのは早寝です。**

東洋医学では臓器ごとに時間があり、**「肝」の時間帯は午前1〜3時**です。この時間に寝ていると「肝」が休まり、「肝」が元気になります。また、**「肝」の兄弟「胆」は、夜の11〜1時が回復する時間帯**なので、できれば日付が変わる前に布団に入っておくと良いです。

特にこの時間帯に「肝」に負担をかけること（飲酒、脂っこいもの・甘いものを食べる、イライラする、目の酷使など）は避けましょう。

2月
如月《きさらぎ》

春の準備期間、「肝」のケアを始めましょう

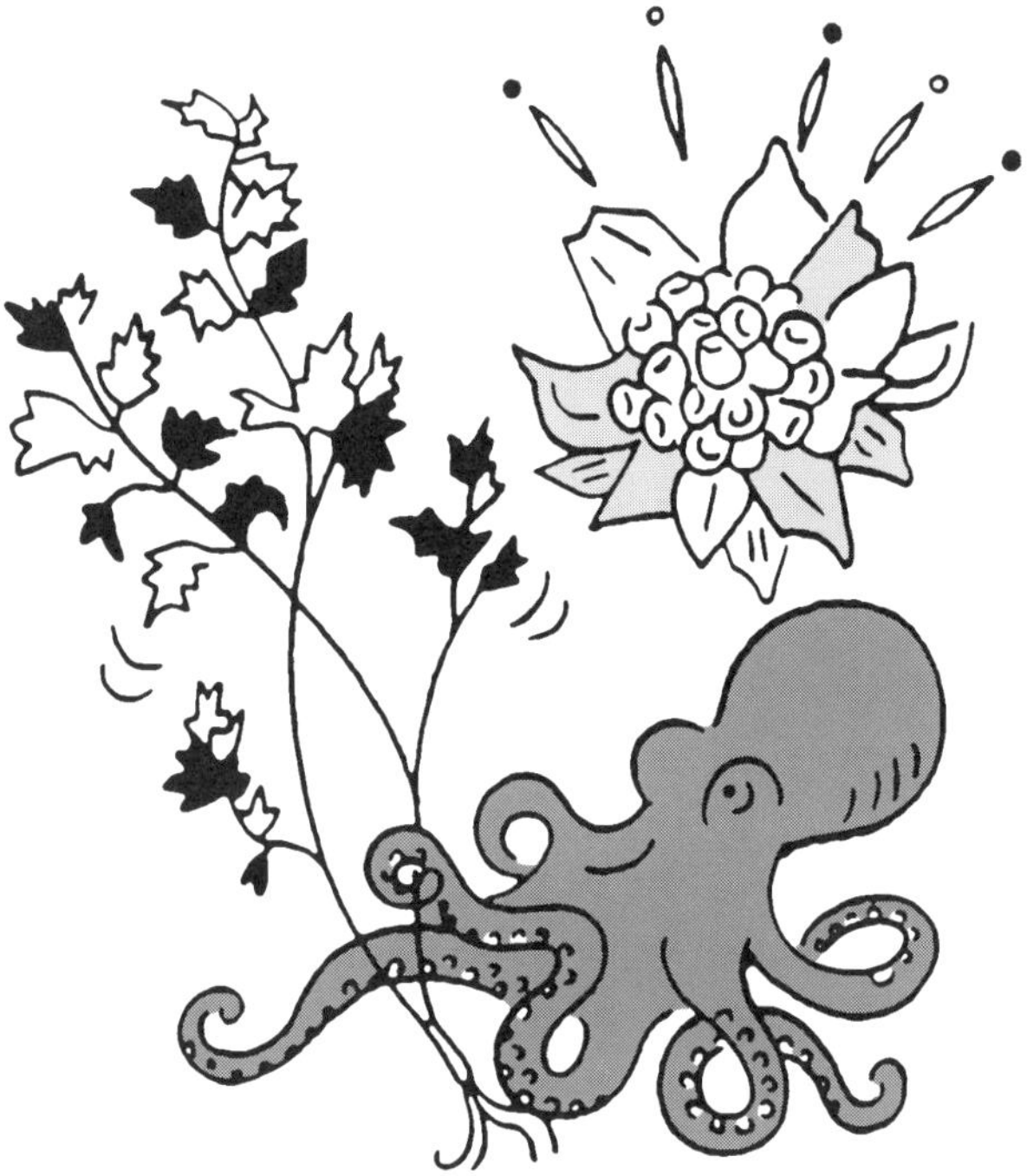

2月4日頃に立春、その前日が節分となります。節分とは季節の変わり目のこと。まだまだ寒い時期ですが、少しずつ日差しは暖かくなってきます。とはいえ最後の寒さがやってくる時期ですので、寒さ予防も大切。2月は春の準備期間と思って過ごしましょう。

2月頃から本格化するのが花粉症。しっかりと花粉症対策をする時期に入ります。

食べものも春の訪れを感じさせる山菜などが出てきます。節分の豆まきだけでなく、食事の中にも大豆製品をたくさん取り入れると良いでしょう。

おすすめの食材

せり、菜の花、ふきのとう、わらび、大豆、イカ、タコ、タイ

2月の不調❶

花粉症

◆花粉は「入れない」「出す」「和らげる」

今や国民病ともいえる花粉症。早い方だと年明けから症状が出始めていると思います。長い方だと梅雨の前まで、気がつけば年中花粉症という方もいらっしゃるかもしれません。

「花粉症は治らない」と思っている方もいるかもしれませんが、**実は生活習慣次第で緩和するケースがかなり多くあります。**

花粉症の症状がひどくなるかどうかは、外から飛んでくる花粉よりも、それを受け止める私たちの体のバランスが崩れているかどうかによります。

花粉症の症状が出るか出ないかは、

①花粉を入れない
②花粉が入っても出す
③花粉が入ってもその反応を和らげる

の３つがきちんと働いているかによります。この３つが働いていれば、花粉が飛んできても、症状が出にくくなるのです。

ここで特に大切なのが、春の臓器「肝」のデトックス作用で、「肝」の「疏泄《そせつ》」という働きが関係します。「肝」のデトックス作用がしっかり働いていると、花粉が入っても排出し、アレルギー反応も出にくくなります。

「肝」のデトックス作用がきちんと働く状態にしておくこと。これが花粉症対策で、まず大切なことです。

しかし、体のバランスが崩れていると、このデトックス作用を邪魔するものが増えがちになります。体の中にある余分な熱と湿気と血液の濁り、これがデトックス作用を邪魔するのです。これを東洋医学では「**熱毒**《ねつどく》」「**痰**《たん》**湿**《しつ》」「**瘀血**《おけつ》」といいます。

「熱毒」「痰湿」「瘀血」が体の中にたくさんある人は、花粉をデトックスできず、花粉症を発症しやすくなったり、花粉症の症状が悪化しやすくなったりします。

もう1つ、「**体力不足の花粉症**」があります。東洋医学では体の外側のバリア機能のことを「**衛気**《えき》」といい、内側のバリア機能を「**正気**《せいき》」といいます。これらはどちらも体力不足だとしっかり働きません。

「衛気」不足だと外側の守りが崩れ、どんどん花粉が体の中に入ってきてしまいます。

「正気」不足だと、アレルギー反応が起きやすくなります。

【熱毒タイプの花粉症の症状】

目の充血、鼻水が黄色い、皮膚がかゆい・赤くなる、熱っぽくなる

【痰湿タイプの花粉症の症状】

鼻水や涙が多い、体がむくむ、体や頭が重だるい、痰が多い、胃もたれ、まぶたの腫れ

【瘀血タイプの花粉症の症状】

頭痛、肩こり、体がだるい、皮膚のかゆみ、喉が痛い

【体力不足の花粉症の症状】

疲れた時や体が冷えた時に症状が強くなる、皮膚がカサカサする、カゼも同時にひく

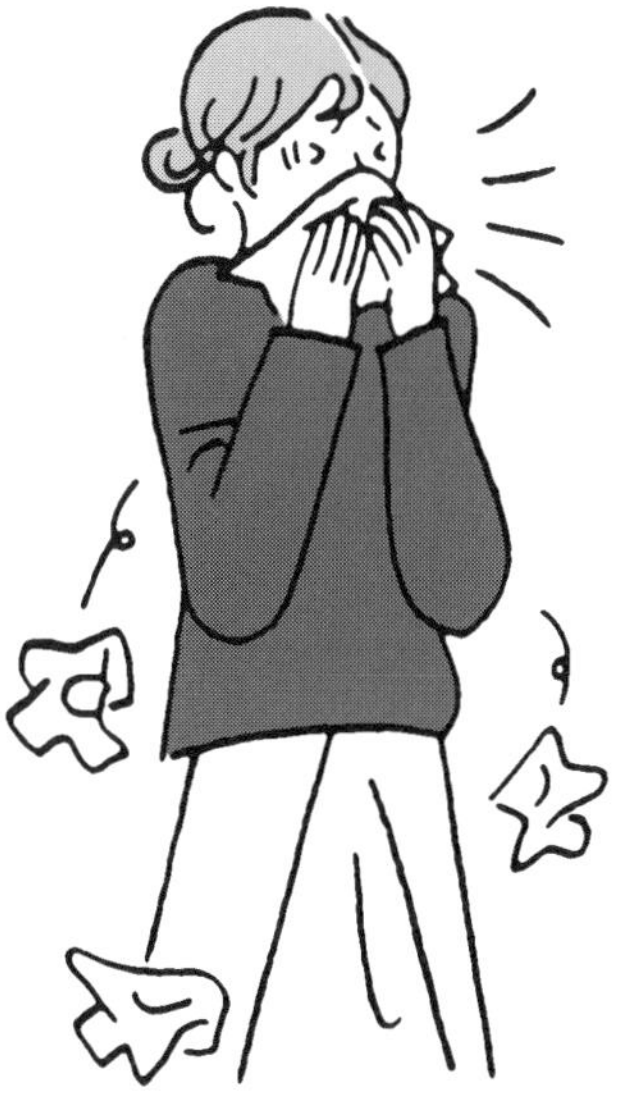

花粉症の養生

「肝」のデトックス作用を高めるのはどのタイプの花粉症にも大切なことです。花粉症でない人も予防のため、春の養生として取り入れてみてください。

◆肝のデトックス作用を高める

東洋医学で春の色は青、つまり緑色です。春の葉物野菜の多くは「肝」のデトックス作用を高めてくれます。

キャベツ、菜の花などのアブラナ科の野菜は、炎症を取り除く作用のあるものも多いので、いろいろな種類をたくさん食べましょう。せりも解毒作用が強くおすすめです。

緑豆もやしは解毒し、炎症を取り除いてくれる身近な食材です。

シソも花粉症対策に取り入れてほしいもの。「肝」の疏泄作用を高めるとともに、免疫調整作用があり、アレルギーの緩和につながります。

なお、寝不足になると「肝」の疲れが取れず、デトックス作用が落ちます。「肝」の時間帯である午前1～3時は確実に寝ているようにしましょう。

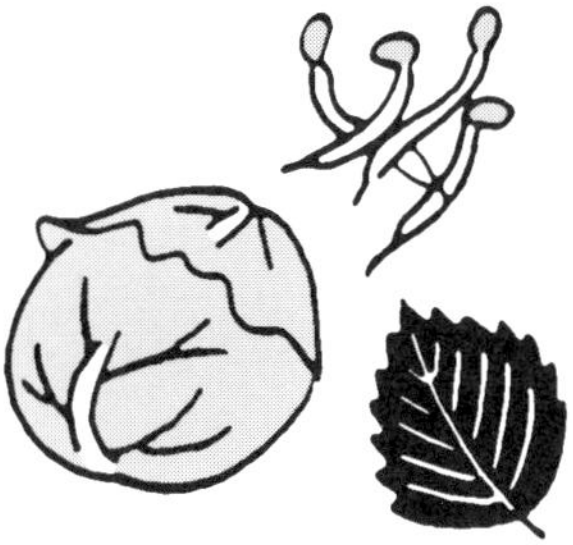

◆熱毒・痰湿・瘀血の原因をできるだけ減らしておく

「肝」のデトックス作用を邪魔してしまうのが脂っこいもの、味の濃いもの、冷たいもの、生もの、辛いもの、アルコール、乳製品（特に甘いもの）、カフェインなど。好きな人が多いものばかりですが、花粉症がつらい人はこの時期だけで良いので、量や頻度を減らしてみてください。どれだけ減らせるかが、症状の有無に影響します。

例えば、チーズカレーや唐揚げにマヨネーズと

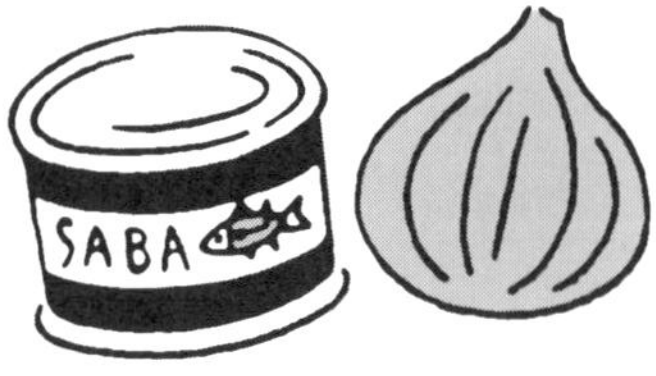

七味唐辛子、それにビールといった組み合わせは、「花粉症をつくる食事」といっても良いでしょう。

また、クッキーやパンなども要注意です。サラダにクロワッサンとカフェオレ、果物といった食事も悪化しやすい組み合わせ。花粉症シーズンは、ご飯に味噌汁といった和食中心がおすすめです。

熱毒が多い人は、サウナや温泉は控えて。痰湿の人は体を冷やすと症状が強くなるので、冷えないようにしましょう。瘀血の人は寝不足や運動不足、ストレスをため込まないようにしてください。

◆体のバリア機能を高める

体力不足の花粉症は体のバリア機能、つまり衛気と正気を高めなくてはなりません。そのためには、まず胃腸が元気なことが大切です。ご飯がおいしく食べられ、しっかり排便できていると、免疫力も高まります。

胃腸を元気にするには発酵食品をできるだけたくさん、いろいろな種類を摂ると良いでしょう。発酵食品は、消化を助けつつ、吸収も良くしてくれるものです。味噌やしょうゆ、酢、塩麹などの発酵調味料を積極的

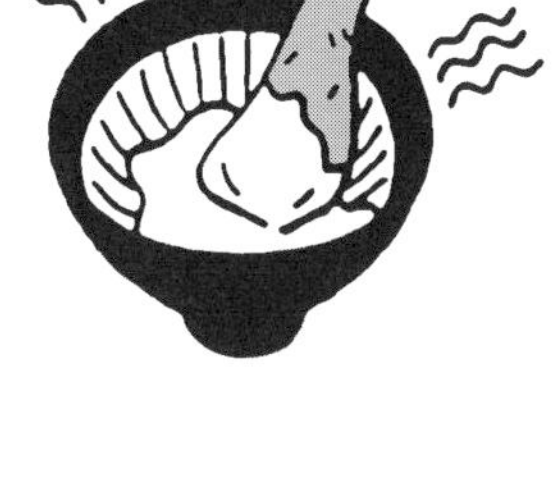

に使うと良いです。

また、**胃腸が元気になる時間帯は朝7〜9時。この時間帯に温かい発酵食品を摂ると良く、味噌汁がおすすめです。**他にも、**とろろやキャベツも胃腸を元気にしてくれます。**

逆に、冷たいもの、甘いもの、生ものが多いと、胃腸が弱まって免疫力が低下してしまうので注意しましょう。

皮膚が弱い人や肌荒れしている人の場合は、花粉自体に触れないように、花粉がつきにくい素材の服や帽子、めがね、手袋などを着用して防御を徹底しておきましょう。帰ってきたら部屋に持ち込まないように、髪の毛も含めしっかり払うようにしましょう。

こんな症状も花粉症かも……

花粉症の症状は、くしゃみ、鼻水、涙目だけではありません。

じつは、**喉の痛み、食欲不振、咳、頭痛、肩こり、皮膚のかゆみ、下痢など**も花粉症によるアレルギー症状として起こることがあります。花粉症ではないと思っていても、春先にこれらの症状が起こりやすい人は、花粉症を疑ってみても良いかもしれません。

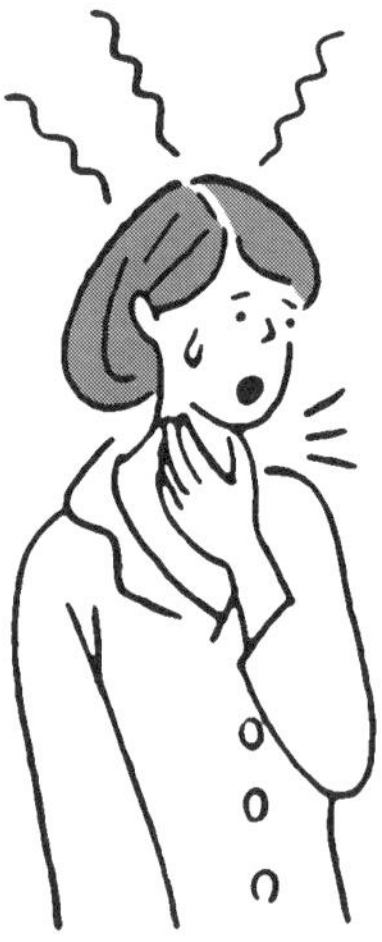

2月の不調②

皮膚のかゆみ・じんましん

◆皮膚の不調は風邪の1つ

春の邪気「風邪《ふうじゃ》」は、「善行数変《ぜんこうすうへん》」といって、症状が出る場所や症状がすぐ変化するという特徴があります。

皮膚のかゆみやじんましんは風邪の1つ。かゆみが出る部位や症状の変化が激しいものです。春の皮膚のかゆみやじんましんは、血液の滞りである「瘀血」と、血液不足による皮膚の乾燥「血燥《けっそう》」が多いです。

また、春の風が強い、晴れた日やその翌日に皮膚のかゆみが強くなる場合だと、花粉・黄砂などのアレルギーが原因のことも。その場合は花粉症のケアを一緒にしておくことが大切です（黄砂も花粉症と同じケアで対応できます）。

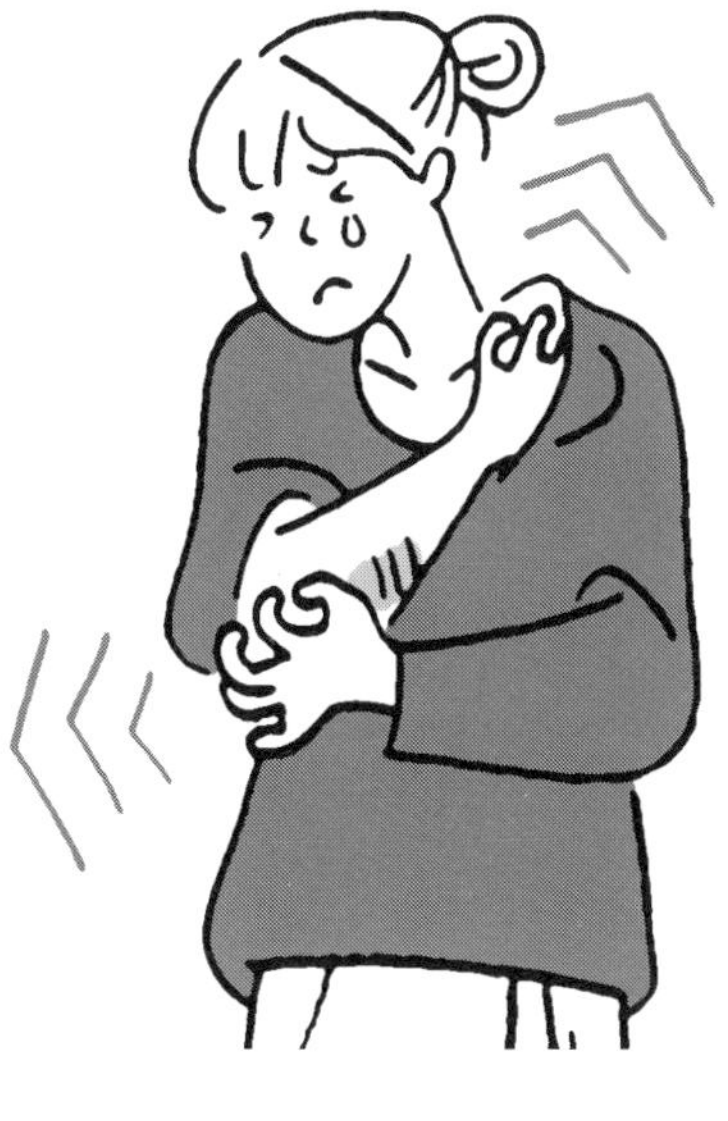

皮膚のかゆみに対する養生

◆かゆみの元は「瘀血」

突発的な症状の場合

多くの場合、春の皮膚のかゆみは「瘀血」が原因です。「瘀血」とは血液の汚れのようなもの。それを解消するには、春の臓器「肝」によるデトックスが必要です。

「肝」を元気にするには、キャベツやもやし、シソなどをよく食べましょう。シソは気の巡りを良くし、胃腸を元気にして解毒してくれる食材なので、季節は異なりますが、薬と考えてよく食べると良いでしょう。

アレルギーが起きている時は、他のアレルギーも誘発しやすい状態。当たりそうなもの、体調が悪いと当たるもの、過去にじんましんが出たものなどはできるだけ避けましょう。

「肝」の負担になる、アルコール、カフェイン、乳製品の甘いもの、脂っこいものなどはできるだけ控えましょう。

寝不足、夜更かしにも注意しましょう。

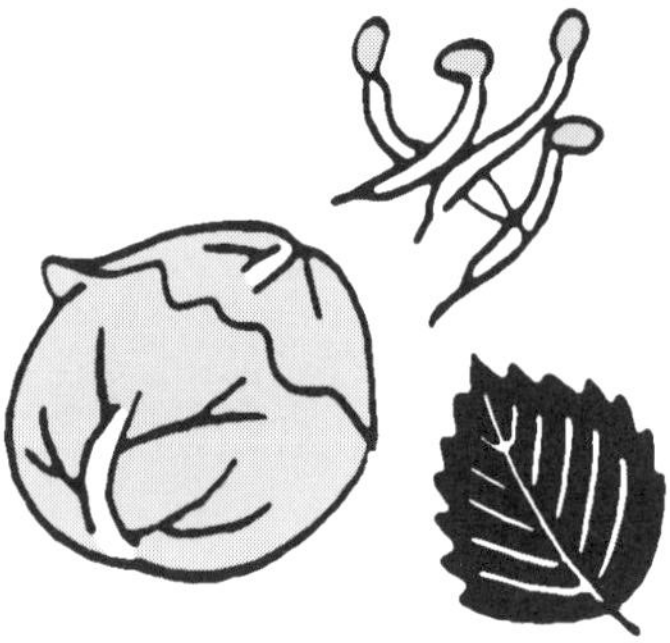

◆貧血からかゆみを引き起こす場合

もう1つ、この時期にかゆみの原因となるのが、「血燥」といって貧血による肌の乾燥です。

春になると「肝」の動きが活発になり、血液も消耗しやすくなります。もともと貧血気味の人はより貧血が進みやすいので注意が必要です。

貧血になるとなぜ、かゆみが出るのかというと、肌の栄養失調で、潤《うるお》いがなくなるから。冬に乾燥肌が気になる人も同じ原因が多いです。皮膚表面まで血液が届かず、肌の新陳代謝が進まずに、潤いが不足するのです。

つまり体の内側から潤いが出ていないこと

「偏りなく」が基本

『本草綱目』という古書には、「鶏肉を食べすぎると内風が起きる」と書かれています。内風というのは、体の中で起きる風邪のこと。かゆみやじんましんだけでなく、のぼせ、めまい、急な血圧の上昇なども含まれます。動物性タンパク質は鶏肉ばかりの方もいますが、「食べものはなんでも偏りなく」が基本です。

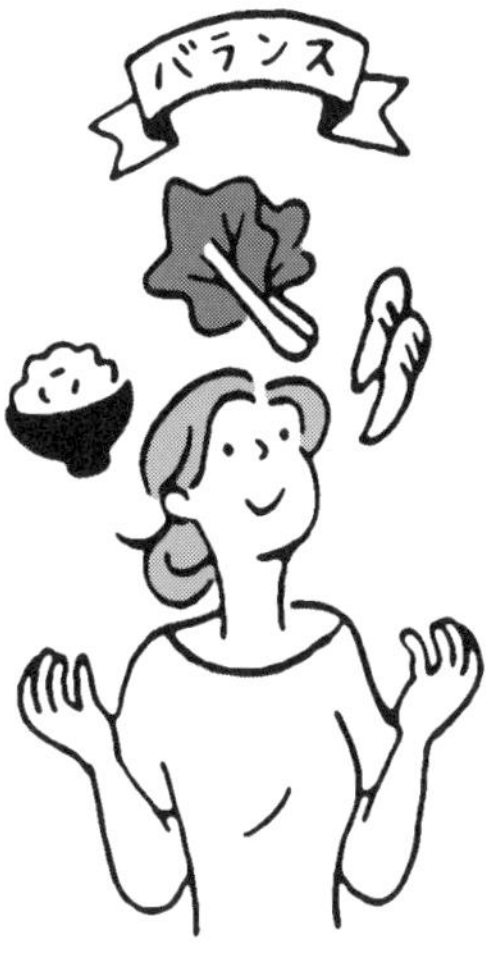

が原因なのです。それゆえ、保湿を頑張っているのに乾燥してしまうのです。

まずは血液を増やすものをたくさん食べることが大切です。レバーやあさり、牡蠣をはじめ、赤身の肉・魚をよく食べるようにしましょう。一緒に黒ごま、ほうれん草、人参などを摂ると潤いやすくなります。

どちらのタイプも辛いもの、味の濃いものが多いとひどくなるので注意しましょう。

皮膚の表面が荒れやすいので、洗いすぎは避けた方が無難。サウナも要注意です。

また、肌が敏感になっているので、化粧品も使い慣れた刺激が少ないもの、安心して使えるものを選びましょう。

髪のお悩みは貧血のせい!?

東洋医学では、髪は「血《けつ》の余り」といわれます。黒く艶《つや》がある美しい髪は、血が潤沢な証拠です。逆に髪の毛が細くなったり、艶がなくなったりするのは、貧血でよくある症状。抜け毛になることもあります。

美髪のためには、特に黒ごまがおすすめです。あわせて、血液を増やしてくれるレバーやあさり、赤身の肉、魚をよく食べるようにしましょう。

なお、急に抜け毛が増えたりするのはストレスによることが多いです。寝不足・夜更かしは腎の潤いが失われて白髪になりやすいので気をつけましょう。

3月 弥生《やよい》

春はスロースタート、焦らずゆったりと過ごしましょう

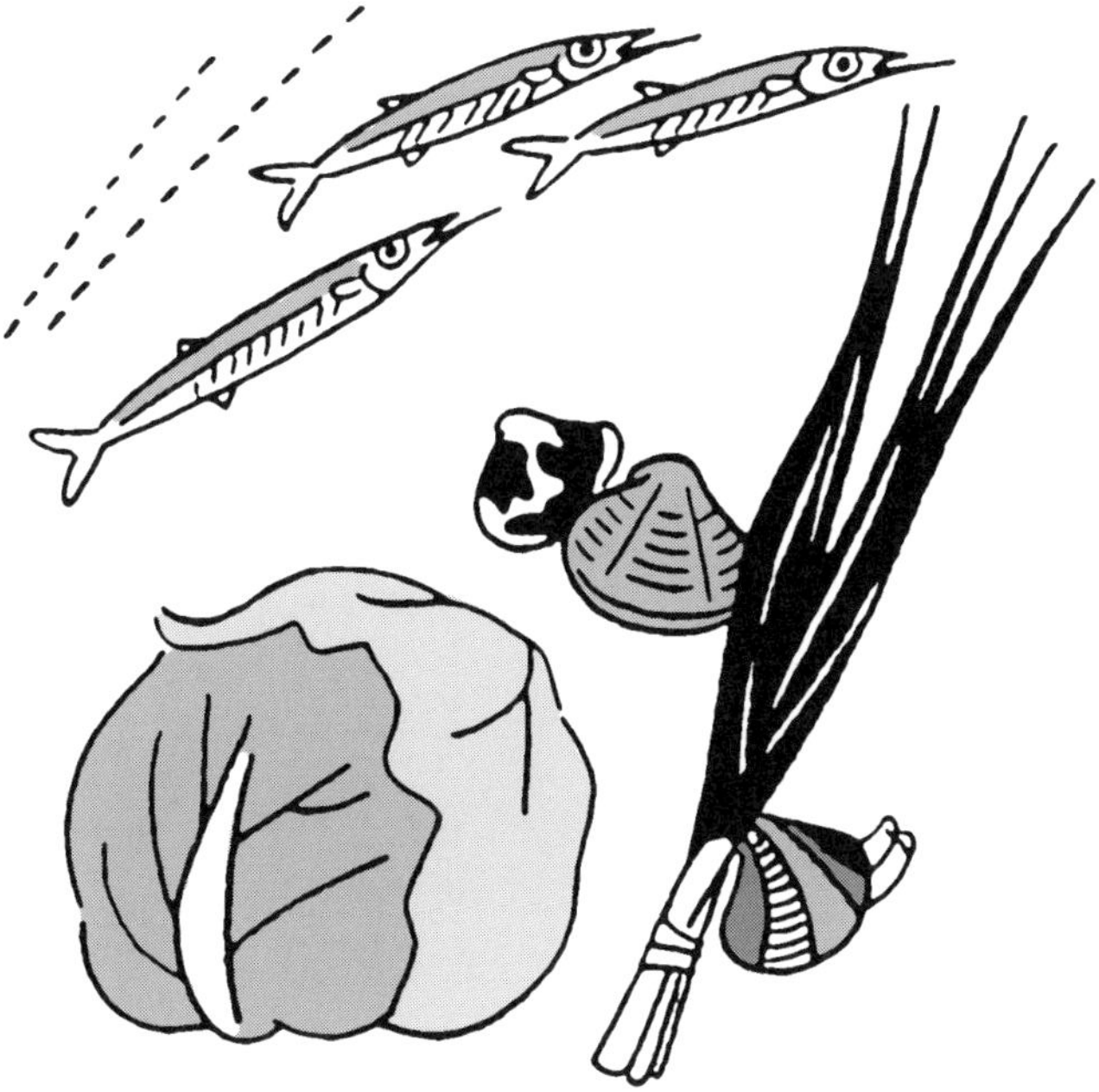

二十四節気では3月5日頃に啓蟄《けいちつ》、3月21日頃に春分を迎えます。

そろそろ春の陽気を感じ始める頃です。春分は昼と夜の長さが同じになり、東洋医学では陰陽のバランスが取れている時季と考えます。ここからはどんどん日が長くなり、暖かさが優勢になってきます。

この勢いにうまく乗れないと、春の上昇機運と体とのギャップが出てきて不調になります。3月はそのギャップを修正してうまく伸びやかに過ごせるように調整していくと良いでしょう。

おすすめの食材

にら、キャベツ、うど、三つ葉、サヨリ、蛤《はまぐり》、あさり、鶏卵、甘夏、はっさく

3月の不調①

春のイライラ

◆春はストレスがかかりやすい時期

春の臓器「肝」は情緒に大きく関係する臓器です。

「肝」は怒りやイライラで傷つきやすい臓器。「肝」のバランスが崩れていると怒りやイライラが多くなります。

「ストレスは万病の元」といいますが、春は特にストレスの影響が体の不調として出やすくなります。めまい、頭痛、胃腸の不調などの原因になることも多いです。

そもそも春は「季節の変わり目」のため、「肝」に負担がかかりやすい季節です。

加えて日本の場合は、年度の変わり目で生活上のストレスが大きくなります。学校や会社も変化があり、新たな生活リズムに頑張って合わせなければいけません。

また、春は天気が急変することも多いです。天候や気温差に体は対応しようと頑張らなければいけなくなります。

変化に対応したり、体が慣れるまで耐えたりという状況が、「体にストレスがかかっている」状態です。

ストレスというと、「イライラ」と思いがちですが、体も気持ちも「頑張って耐えている」という状況が実際には多いです。

◆「肝」に熱がこもりやすい

東洋医学では、**ストレスがたまっているような状況のことを「気滞《きたい》」といいます。「気が滞る」「渋滞する」という状態**です。更年期や生理前も気滞の症状が出やすくなります。

気が滞っても「肝」が元気だと、「肝」の疏泄作用で解消してくれます。しかし、ストレスが多かったり、「肝」が疲れていると、解消しきれず、だんだんと「肝」に熱がこもってきます。「すぐにイライラする」「怒りの沸点が低い」と思う方は、気滞を通り越して「肝」に熱がこもっている可能性が高いです。

肝熱（「肝」に熱がこもっている）の人は、**怒るとすぐに顔が赤くなる、暑がり、目が赤くなりやすい、春に口内炎やニキビなど炎症性のものが多くなる、**という特徴があります。また、飲酒が多い人、脂っこいものを好む人、過食の人も「肝」に熱がこもっていることが多いです。

なお、アレルギーは「肝」に熱をためるので、アレルギー症状が強くなるとイライラも強くなります。

他には、血圧が高い人は肝熱のことがあり、イライラしがちです。逆にイライラすることで血圧が上がることもあります。

できるだけ気滞のうちに解消し、肝熱にならないようにすることが大切です。

春のイライラの養生

ストレス、イライラは早めに解消するのが肝心。イライラ対策の養生を日常的に取り入れてみてください。

◆気滞を解消する食材

気の巡りを良くするには「香りの良いもの」を用います。柑橘系、セリ、セロリ、三つ葉、ミントなど。

食事だけではなく、ハーブティーやアロマ、入浴剤も活用しましょう。特にバラ、ラベンダー、ミント、ローズマリーなどがおすすめですが、香りは直感で選んでも大丈夫。気持ちがスーッとする、と思うものがあれば用いてみてください。

◆肝熱を解消する食材

「肝」の熱を冷ますには、蛤やあさり、しじみなどが特におすすめです。しじみが肝臓に良いことは皆さんご承知のことと思いますが、薬膳でも良い食材なのです。

他に、**セロリやせりは「肝」の熱を冷ましながらストレス発散作用もある食材です。ミントも良いでしょう。**

逆に、脂っこいもの（揚げものや乳製品など）やアルコール、カフェイン、辛いものは「肝」に熱をこもらせますから、できるだけ避けるようにしましょう。

人間関係のストレスや仕事の忙しさは解消

することは難しいので、それ以外でできるだけ調整しましょう。例えば、寒さを我慢せず、少し暖かめの服を着る、スケジュールに余裕を持って過ごすなどです。ウォーキングやストレッチなど、軽い運動も気の巡りを良くしてくれます。カラオケやショッピング、友人とのおしゃべりなど、楽しくできることもストレス発散になります。こまめに取り入れてみてください。

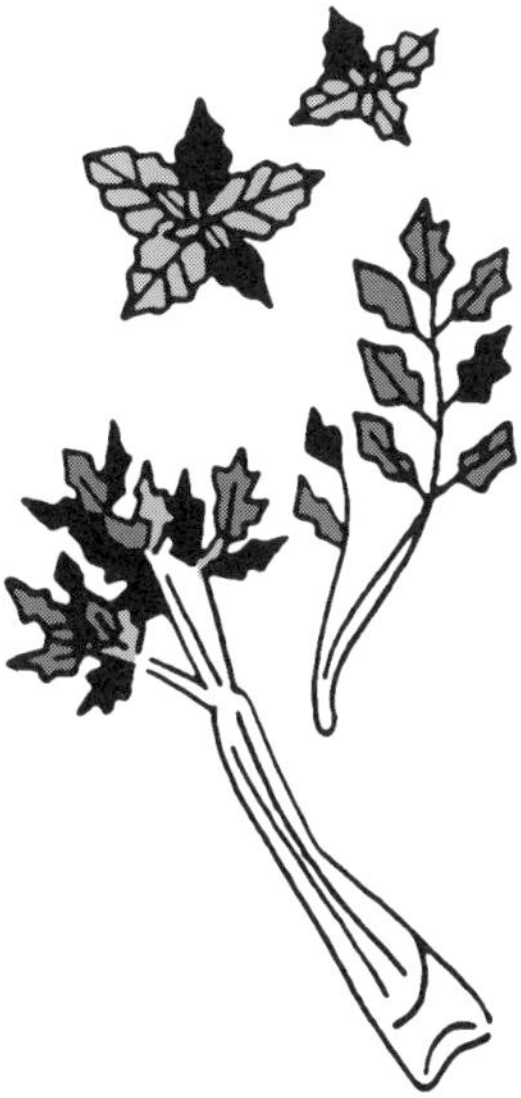

クヨクヨは貧血

春の臓器「肝」は情緒に関係するところなので、春はメンタルの不調も多くなります。**イライラよりもクヨクヨしたり、気持ちの落ち込みや不安感、わけもなく涙が溢れるといった時は貧血のサイン。**眠りの不調を伴うことも多いです。

春に頑張りすぎたり、食事のバランスが悪かったりと、血が補えていないことが原因です。まずは、動物性タンパク質をしっかり摂りましょう。イライラが強くなると、「肝」を消耗し、結果、血虚になることも。逆に血虚だと、ストレス耐性が低くなって、イライラしやすくなりがちです。

3月の不調❷

目の不調

◈「肝」の疲れが目に影響する

目の疲れや不調は、老若男女問わず多くの人が悩むところです。

スマートフォンやパソコン作業をはじめ、目の使用頻度は今まで以上に増し、現代の生活で目は本当に酷使されています。

視力低下、目のかすみ、ドライアイ、老眼、目のかゆみ、ものもらいなど、いろいろあると思いますが、東洋医学では基本的に目の症状は、全て「肝」に関係すると考えます（P194の五行色体表を参照）。

春の臓器「肝」が疲れてくると、解毒力の低下や熱のこもりが起きやすくなるとお伝えしましたが、その時に症状が現れやすい部位の1つが目。例えば、**目の充血やものもらいは、「肝」の疲れ**によるものです。

花粉症で目の症状が多い人も「肝」の疲れや不調が影響していることが多いです。「肝」の解毒力の低下や肝熱が原因なのです。

視力低下や目のかすみ、ドライアイなどは、「肝」の血不足です。特に、夕方から夜にかけて目の症状が出てくる人は貧血のことが多いです。逆に、目の酷使は貧血につながります。なお、眼精疲労は目に瘀血がたまっています。

目の不調の養生

目の養生は「肝」のデトックス作用を回復させることと、貧血対策が大切になります。

◆「肝」のデトックスを助ける食材

目のかゆみ、ものもらいがある時は、まずは、「肝」のデトックス作用を回復させることが大切です。カフェインや乳製品の甘いもの、辛いもの（生姜やニンニク、長ねぎ、カレー粉を含む）、脂っこいものもできるだけ減らした方が早く症状が治まります。

せり、セロリ、トマト、クレソン、菊の花、ハブ茶などは「肝」の熱を取る作用があるので、よく摂ると良いでしょう。かゆみが強い時は、ミントやごぼう、葛《くず》などもおすすめです。花粉症の目のかゆみにも良いです。

症状が出ている時は、できるだけ寝不足や飲酒は控えるようにしましょう。「肝」の時間帯（午前1～3時）だけでなく、「胆」の時間帯（午後11～午前1時）も寝ることができると良いです。

イライラしたり、怒ったり、疲れすぎたりすると症状が強くなります。できるだけゆったりした気持ちで過ごせるように、ゆとりのある予定を組んだり、余計な仕事はしないようにするのが良いです。

また、解毒力が落ちていますから、傷んだもの、過去にアレルギーが起きたもの、食べ慣れないものは極力避けましょう。

◈貧血による目の不調に良い食材

視力の低下や鳥目、目のかすみ、ドライアイなどは、貧血によくみられる症状。

春は「肝」の季節で、「肝」の血を消耗して、目の症状が多くなります。

もともと貧血になりやすい人は、いつも以上に血を補う食材、レバーやカツオ、マグロなど鉄分の多い動物性のタンパク質を積極的に摂りましょう。ほうれん草やクコの実なども一緒に摂ると相乗効果が出やすいです。

特に夜は陰の時間で、他の時間帯よりも血や潤いが減りやすくなっています。夜更かしをして動画を見たりしないように気をつけてください。

春の眠気「春困」

春は朝も昼も眠くてすっきりしないという人が多くなります。「寝不足でもなく、病気でもないのになぜか眠い」というのであれば「春困」かもしれません。

春は「肝」の季節で、「肝」は自律神経に関係する臓器。自律神経は、東洋医学では陰と陽のバランスです。季節の変わり目や天気の急変への対応で自律神経が疲れてしまうことがあります。

春困に一番良い食材はにら。にらは起《き》陽草《ようそう》ともいい、陽気を補充してくれます。他に菜の花、うどやこごみ、タラの芽などの山菜や新芽のものは、冬眠から目を覚ましてくれるのでおすすめです。

4月
卯月《うづき》

春の疲れが出る頃、デトックスと潤い

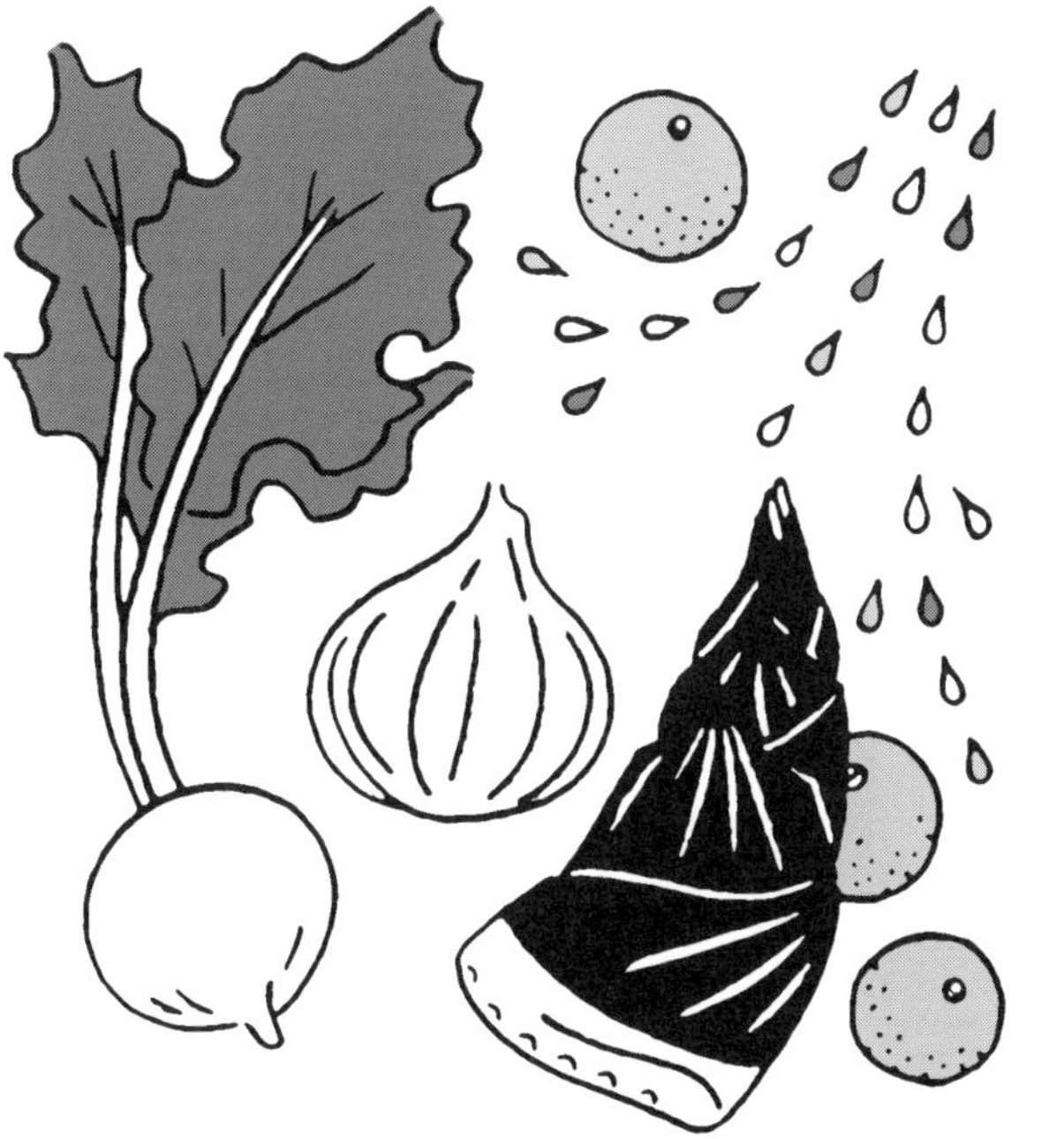

春も後半となり、植物も一層成長する頃です。また、穀雨《こくう》（4月20日頃）になると雨が降り、湿気も増えてきます。

この頃から炎症系の症状も増えてきます。春の疲れが出て「肝」の解毒作用が弱まったり、「肝」に熱がこもって胃腸への影響が出やすくなったりします。「肝」は強い臓器なので、力や熱が余ると勢い余って胃腸に影響を及ぼすことがあるのです。

予防のために「肝」の潤いが必要です。血液を増やすものを積極的に摂ると良いです。

おすすめの食材

かぶ、たけのこ、玉ねぎ、わかめ、ふき、ホタルイカ、サワラ、しらす、夏みかん

4月の不調①

胃痛・胃もたれ

◆「肝」への負荷が胃の不調を招く

暖かくなり春本番となってくると、胃がなんとなく不調、という人が増えてきます。

胃痛や胃もたれというと「胃」そのものの不調と捉えがちですが、東洋医学では他の臓器との関係で不調になることがあります。その一つが春の臓器「肝」との関係です。

東洋医学で出てくる五行という五角形の図は、臓器同士の相関関係を表します。ドラマや映画の登場人物の相関図のように、臓器にもいろいろな関係があります。

春の臓器「肝」はパワフルな臓器。それゆえ勢いがつきすぎたり、熱がこもったりすると、他の臓器に影響を与えることが多いのです。特にその影響が大きくなるのが「脾」という臓器。西洋医学でいうところの脾臓《ひぞう》ではなく、消化吸収の吸収を司るところなので、「消化器官」と考えれば良いでしょう。

東洋医学の言葉で**「木克土《もっこくど》」**（P193）といい、「木（肝）」が強くなると「土（脾＝消化器官）」の不調となることがあります。

わかりやすい例でいうと、**ストレスによって胃が痛くなるというのが「木克土」の状態。**「肝」はストレスを処理する臓器ですが、それが追いつかなくなったり、負荷がか

木克土臓器の相関図

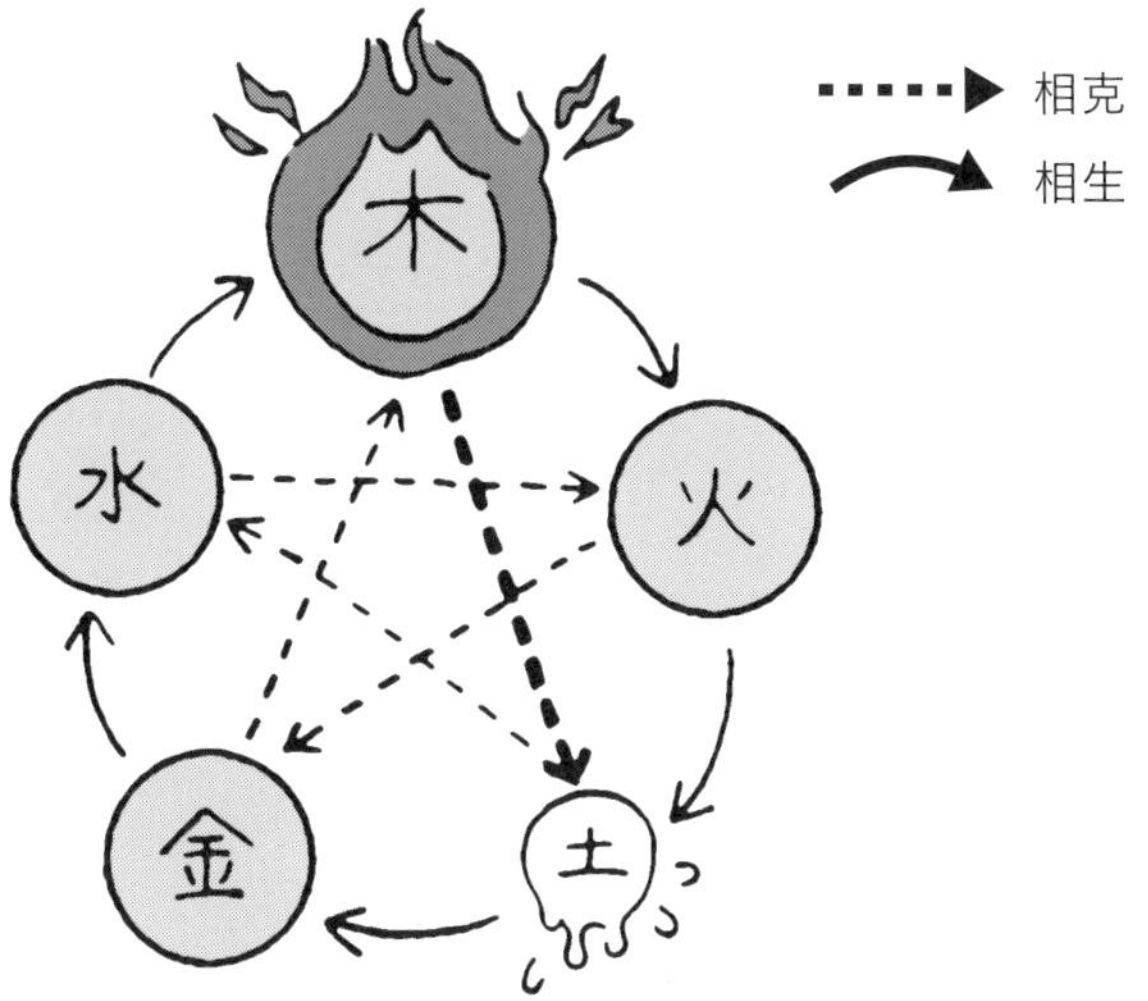

かりすぎたりすると、モーターが焼けるように熱を持ち、その勢いが強すぎると「脾（消化器官）」を攻撃して胃が痛くなるのです。

春は季節的に「肝」に負荷がかかりがちなので、「肝」のケアがしっかりできていないと「木克土」の状態が起きてしまいます。

よくある症状としては、胃が痛い、胃酸が上がりやすくなる、胃がモヤモヤする、食欲が落ちる、胃もたれする、ガスが多くなる、下痢と便秘を繰り返す、などが多いです。

特に忙しかったり、ストレスが多かったりすると、「肝」の負荷がうまく解消されずに「脾」への影響が大きくなります。

春に限らず症状のある人は「肝」のケアを心がけて。

春の胃の不調の養生

「肝」の疏泄がうまくいかないだけにとどまらず、症状が進むと胃もたれや胃痛など胃の不調が起きやすくなります。

◆胃もたれする、胃がモヤモヤする、食欲が落ちる

胃腸には問題がないのに、なんだか胃がモヤモヤ、食欲がない、というのは**「肝」の疏泄がうまくいっていない時に起きがちです。**「肝」の疏泄機能とは、いろいろな臓器がスムーズに働くようにガイドする働きのこと。「肝」が疲れてくると、疏泄がうまくできず、消化機能が落ちてしまうのです。

胃がモヤモヤする時におすすめなのが、キャベツです。キャベツは胃を元気にしてくれ、「肝」の解毒を助ける作用もあるので、この時季には毎日食べても良いでしょう。

あわせて摂りたいのが、**かぶ、じゃがいも、人参、米など。胃腸の働きを正常化してくれ、消化の弱い人にもやさしい食材です。**

また、「肝」の働きを正常化するのに良いのが柑橘類。特に皮の香りに効能があるので皮付きを自らむいて食べるのがおすすめです。アロマなどを活用するのも良いでしょう。

逆に避けたいのがアイスクリームやアイスコーヒーなど。胃腸を弱めるばかりでなく、「肝」を疲れさせる食材です。体にとっては

ダブルパンチになるので気をつけましょう。

◆胃が痛い、胃酸が上がりやすい、ゲップが多くなる

このタイプは胃に熱がこもっていると考えます。「肝」の熱が胃にも伝わり、胃の働きが亢進《こうしん》しすぎている状況です。

この場合、酸っぱいものの摂りすぎは控えましょう。他には、カフェインやアルコール、生姜・ニンニク・唐辛子などの香辛料は胃をさらに荒らすので控えて。

胃酸が余りがちなので、上手に胃酸を使ってあげることが大切です。空腹時のコーヒーや甘いもの、炭水化物だけの食事は胃酸が余って症状が悪化するので注意です。食事を抜くのもよくありません。かわりにタンパク質はしっかり摂りましょう。

胃粘膜が傷つきやすいので、**とろろやめかぶなどネバネバしたもの、人参、キャベツ、じゃがいもなどを積極的に摂りましょう。胃を元気にし、胃の不調の予防になります。**

「肝」の熱を取る、あさり、しじみ、蛤、セロリ、トマトなども一緒に摂ると良いです。

楽しいことや気持ちが伸びやかになるストレス発散も良いでしょう。

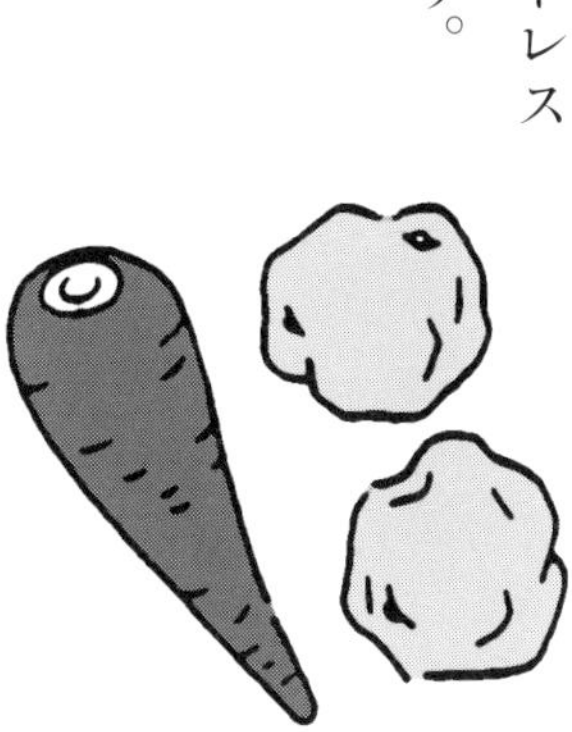

4月の不調②

めまい

◆春のめまいは2タイプ

めまいも春に起きやすい症状の1つ。春のめまいは大きく分けて2タイプあります。**1つは、「肝」のエネルギーが高くなりすぎて起きているものです。もう1つは、貧血によって起きているものです。**

実は、3月の不調②目の不調（P54）とめまいの養生の方法は同じです。

東洋医学には「同病異治《どうびょういち》」「異病同治《いびょうどうち》」という言葉があります。

「同病異治」とは、同じ病気や症状でも、異なる治療法を用いるという意味です。例えば、「めまいがする」という症状でも先ほどの通り、「肝」にエネルギーがこもりすぎている場合と、貧血の場合とでは対応が異なります。食材はもちろんですが、生活で気をつけるべきことも違います。

「異病同治」とは、異なる病気や症状でも同じ治療法を用いるということ。めまいと目の不調は異なる症状のように見えますが、元の原因が同じなので治療法は一緒です。

1つ1つの症状ではなく、その人の体質に合わせてアプローチするのが東洋医学の特徴です。季節の養生で体調を整えること、体質改善することは、いくつもの症状を一気に解消できることもあるのです。

春のめまいの養生

◆「肝」のエネルギーが高いタイプの養生

めまいと同時に、**イライラや血圧の上昇、張るような頭痛、目の充血などがある場合は、「肝」にエネルギーがこもっているタイプ**です。

「肝」に鬱積《うっせき》したエネルギーや熱を上手に発散してあげることが大切です。エネルギーや熱はお風呂のお湯と同じで、上へと昇りやすい性質があります。エネルギーの出口がないと上へ上へと昇っていって、行き場がなくて頭に充満してめまいの症状が起きるのです。

まずは、上がりすぎたエネルギーや熱を下げてあげることが大切です。**貝類やせり、セロリ、トマトなど**は、「肝」にこもった熱を冷まし、上がりすぎたエネルギーを下げてくれるものです、

また、気の巡りを良くして「肝」のエネルギーを発散してあげるのも良いです。**香りの良いもの、柑橘類、ハーブ**を取り入れてみてください。

「肝」に熱をこもらせるものは症状を悪化させやすいので、アルコール、カフェイン（コーヒー、チョコレートなど）、脂っこいもの（乳製品を含む）、味の濃いものをできるだけ避けます。

また、寝不足、過労、イライラも肝を疲れさせる原因になるので、避けましょう。

◆貧血タイプの養生

貧血でめまいが起きている場合は、「肝」の潤い＝血が不足している状態です。血が頭に上らないために、頭の中が空虚になってフラフラしてしまうのです。

このタイプの人は、気力が出ない、疲れやすい、視力低下、皮膚や髪の乾燥、爪が割れるなども一緒に起きがちです。

まずはしっかりと血を補い、頭の栄養となるものを補います。ここでの頭の栄養とは血＝鉄分の多いもの。特に動物性のタンパク質、そして鉄分の多いものがおすすめです。

東洋医学では「血肉有情《けつにくゆうじょう》」といって、漢方薬や薬膳で体のケアをする場合、動物性のものの方が素早くチャージできると考えます。貧血によるめまいをできるだけ早く回復したいという場合は、この「血肉有情」の品である動物性タンパク質を積極的に摂ることが大切です。

日本人女性は月経がある年代で6割以上、全世代で4割が貧血といわれます。春はエネルギー代謝が上がり、「肝」がフル稼働するため、他の季節より貧血が進みやすいです。日頃から気をつけていないとすぐに貧血になるので注意が必要です。

また、貧血はめまいだけでなく、疲労感、不眠、精神不安、うつ、生理痛、不妊などの原因にもなるので放置しないようにしましょう。

特に朝食を食べなかったり、果物やコーヒーだけですませていたりするとなかなか症状が改善しません。胃腸を冷やすと血がつくられにくくなったり、エネルギーが上に昇りにくくなったりするので、生もの、冷たいもの、甘いものは極力避けましょう。

また、寝不足、考えすぎ、働きすぎ、目の使いすぎは血を消耗するのでできるだけ避けましょう。

春先になるとダイエットをする人が多くなりますが、タンパク質や炭水化物を極端に減らす食事制限や断食をすると、もともと体力のない人や貧血の人は不調になりがちですので、注意が必要です。

春の冷えのぼせ

陽気が暖かくなる春は、**頭や顔は暑いのに、足がすごく冷えるという冷えのぼせが多くなります。**これは体の中の熱の分布に偏りがあるから。お風呂を沸かした時に、上の方は温かいのに下は水のままだったということはないでしょうか。体の中も同じ現象が起きているのです。

解消するには、お風呂をかき混ぜるように**体の循環を良くしてあげること。**歩いたり、体を動かしたりして、全身の巡りを良くしてあげます。足湯もおすすめです。あわせて血流を良くする酒かすやシナモン、気の巡りを良くするハーブや柑橘類もおすすめです。

春のツボ養生

春の不調改善をサポートしてくれる3つのツボを紹介します。疲れを感じた時に押してみましょう。

春のツボ❶

晴明《せいめい》　目の疲れやめまいに良いツボ

晴明は目がしらにあるツボで、目の疲れを取るだけではなく、疲れた頭をシャキッとさせる作用があります。また、めまいにもよく使われるツボです。

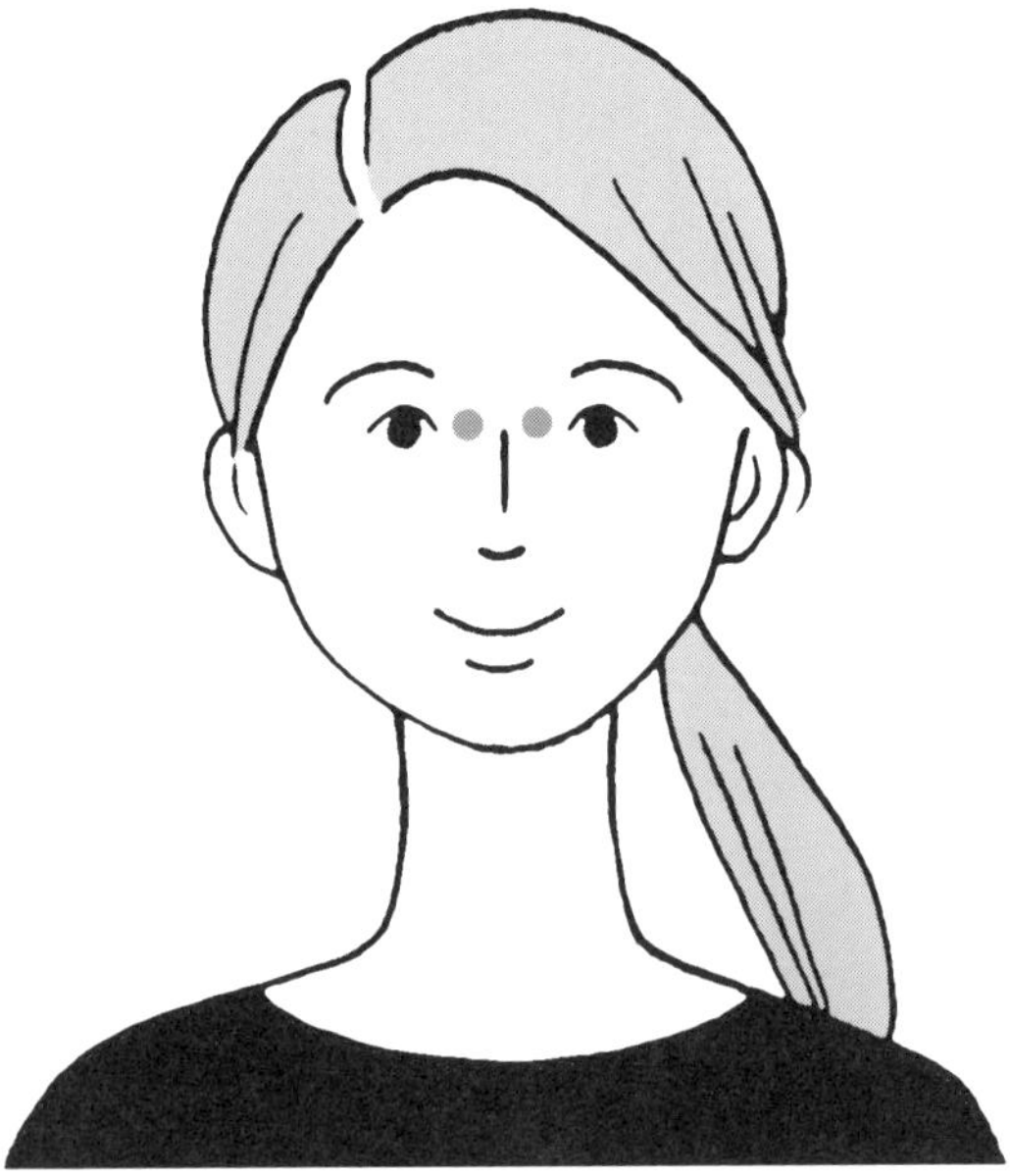

◆押し方
目がしらの部分を押します。強めに押すと気持ちがいいところですが、強めでありながらやさしく押してください。

5~10秒
×
持続的に
3~5回

春のツボ❷

足臨泣《あしりんきゅう》 「肝」「胆」の調整と解毒を促すツボ

足臨泣は、胆のうにつながる足の少陽胆経《しょうようたんけい》に属するツボです。東洋医学では、“胆は清浄《せいじょう》之《の》府《ふ》”と呼ばれ、血液や体液を浄化する働き、つまり解毒作用があると考えられています。

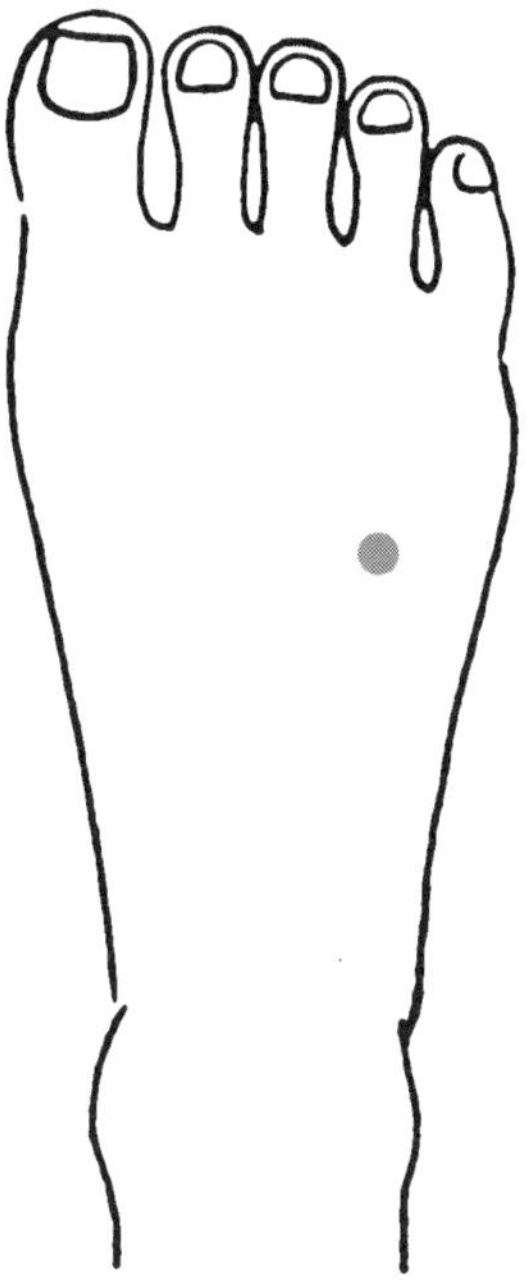

◆押し方

足の小指と薬指の溝を上にたどっていって行きつくところをじんわりと押します。やや強めに押しても大丈夫です。

5秒 × 5~10回

反対側も同様に

春のツボ❸

期《き》門《もん》 「肝」のストレスを開放するツボ

春は肝臓の季節で肝気が強くなり、精神的なストレスがたまりやすくなります。ガス抜きのようなツボでもある期門を押して、ストレスを抜くようにしましょう。

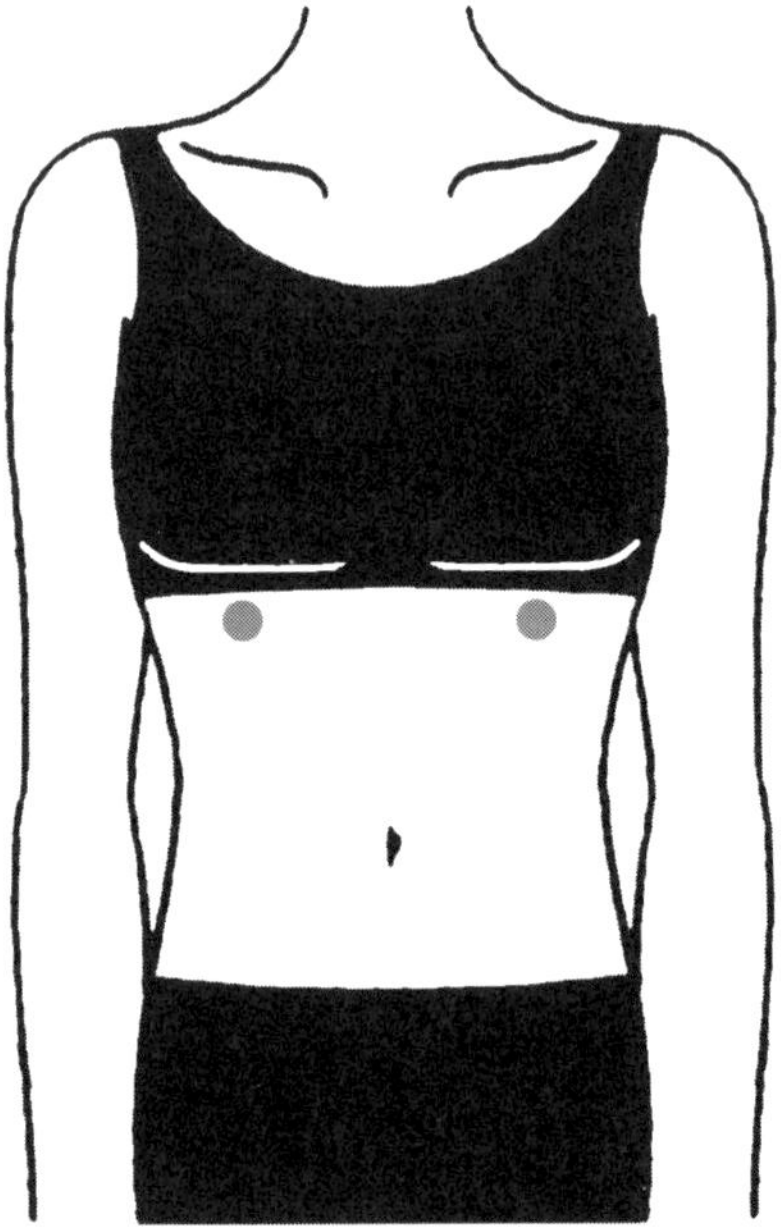

◆押し方

乳頭から下がったところで、第6肋骨と第7肋骨の間を左右の手のひらでやさしく触れます。肋骨は細い骨ですので、強く押さないこと。

5〜10秒
×
3回

夏の薬膳養生

5月

6月

7月

夏の特徴

夏

立夏（5月5日頃）からの3か月

季節の特徴

「長」

植物でいえば繁茂する時期。太陽の力が強くなり、気血の巡りが亢進《こうしん》します。

主な邪気

暑邪《しょじゃ》、湿邪《しつじゃ》

疲れやすい臓器や体の部位

心《しん》、小腸、血管、舌

起こりやすい不調

熱中症、夏バテ、不眠、むくみ、食欲不振

食養生のポイント

・赤色のものを食べる
・夏野菜をとにかくたくさん食べる
・甘いもの、冷たいもの、生ものは控えめにする
・血流を良くするもの、血液を補うものをよく摂る

生活の注意

・初夏から汗をかけるようにする
・湿気のある時期はお小水をしっかり出す
・体を冷やしすぎないように気をつける
・水分補給はしっかりする

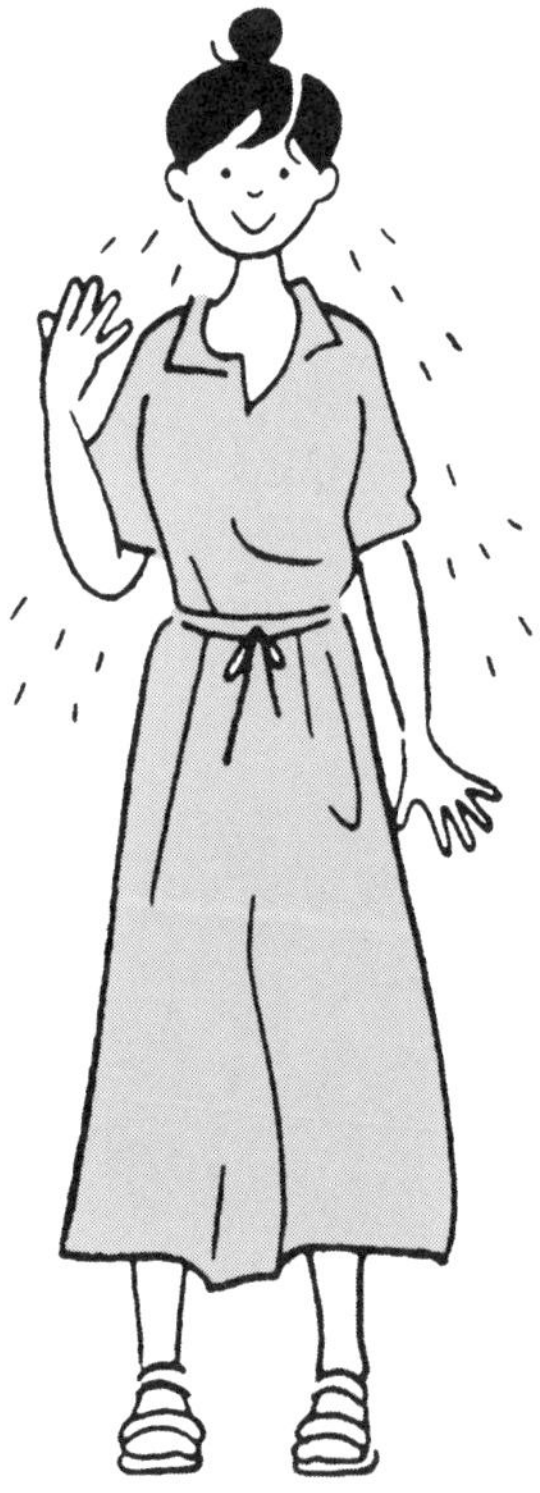

夏

夏に食べたい食材

「心」を養うもの
小麦、ココナッツ、蓮の実、あん肝、ひじき、ハツ、ウーロン茶、紅茶、赤い食材
熱を冷ますもの
苦瓜、きゅうり、冬瓜、トマト、なす、緑豆（もやし）、豆腐、緑茶、スイカ、レモン、パイナップル、バナナ、メロン、マンゴー
体を潤すもの
トマト、きゅうり（ウリ科のもの）、豆腐、アスパラガス、豚肉、イカ、鶏卵、びわ、梅、桃、梨、ぶどう、牛乳、ヨーグルト、緑茶

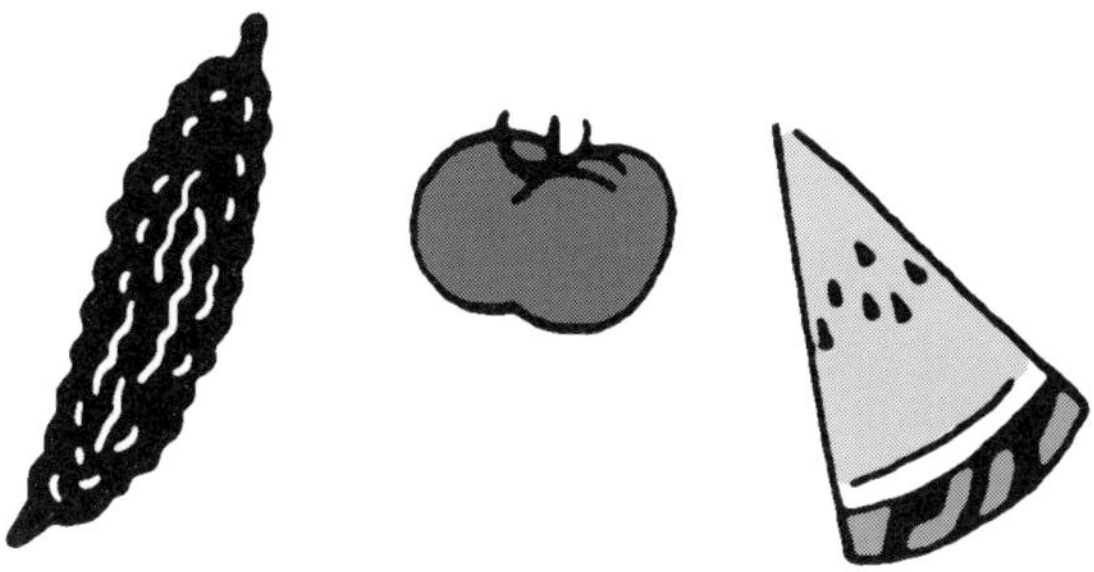

夏の養生とは？

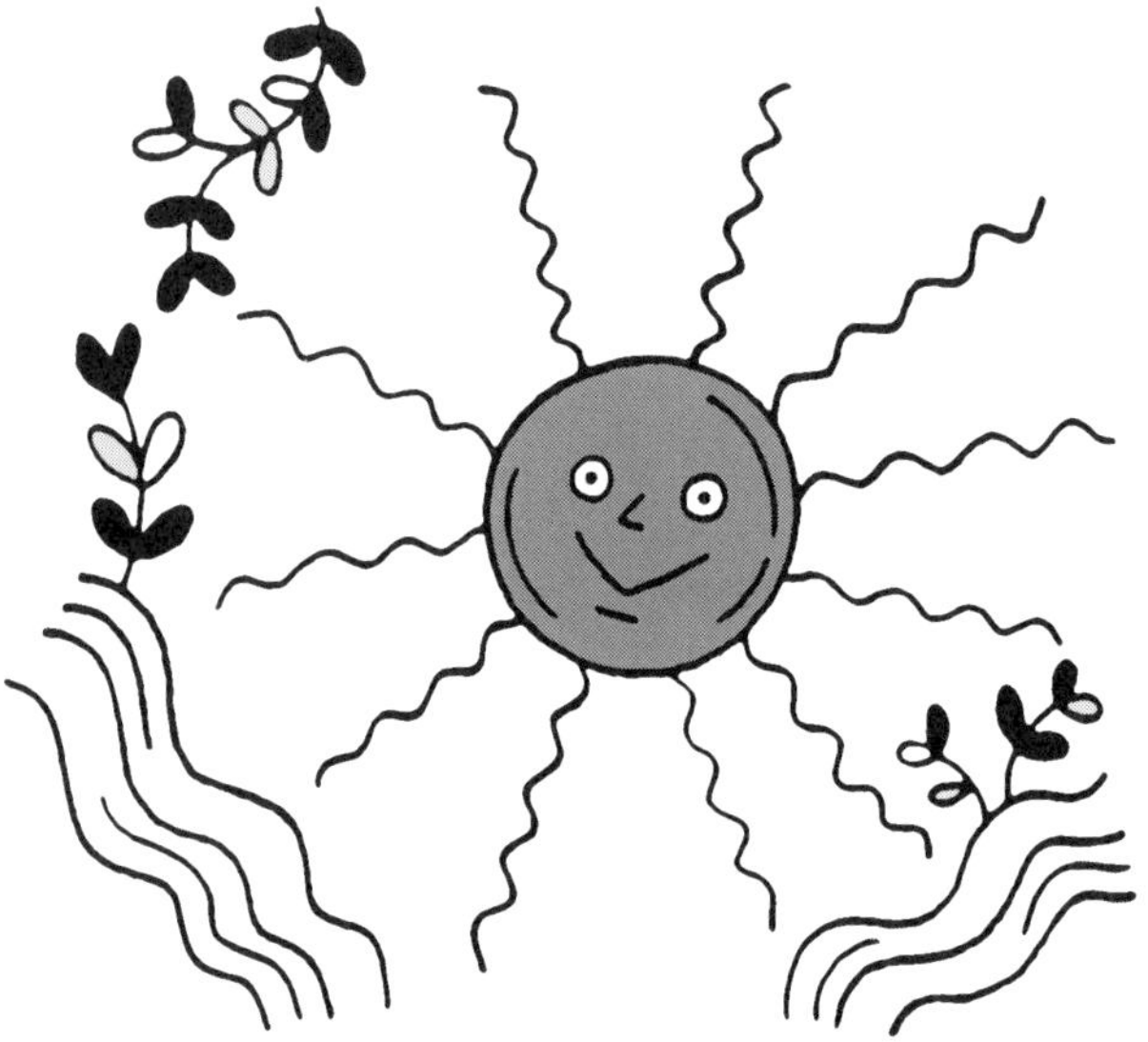

東洋医学では立夏《りっか》（5月5日頃）からの3か月を夏と考えます。

5月はさわやかな気候ですが、6月は梅雨、7月になれば暑さと1年の中でも自然への適応が大変になってきます。日本の特徴は梅雨から晩夏にかけての湿気の多さ。梅雨明けとともに暑さが全開になりますから、そこからは「湿気」と「暑さ」の両方の対応が必要になります。

とはいえ、植物でいえば繁茂する時期。この時期にしっかり自然の力を借りて元気に過ごせると、その後の季節も元気に過ごせます。

◆夏の臓器は「心《しん》」

東洋医学では夏は「心」の季節。「心」とは心臓のことだけでなく、血液の流れと精神活動も含みます。夏はこの「心」が疲れやすくなる季節なのです。

日差しが強くなり、気温が高くなると、体が暑さを受けて、脈拍が速くなります。そしてその暑さをさばくために、血流を通して汗やお小水に熱を移動させます。この一連の働きは全て「心」に関係します。「心」の働きが乱れると、脈拍が異常に速くなったり、動悸がしたり、胸のあたりが苦しくなったり不快感が出たりします。

精神活動とは「こころ」=「心」のことだと思えば良いでしょう。ただし、情動的なものというよりは、精神活動そのものを指します。どちらかというと「脳」のイメージに近いかもしれません。

例えば、暑さのあまり頭がぼーっとする、という状態になったことはないでしょうか。この「ぼーっとする」というのが「心」の精神活動が不調になった状態です。他に、睡眠が浅くなったり、途中で起きたりするのも「心」の乱れによると考えます。

夏の養生の1つは発汗を上手にすること。東洋医学では、汗は「心の液」といいます。汗をかくことで体温調整ができ、夏に体を適応させることができます。夏は水分の総入れ替えの時期といえますから、水分補給をしつつ気持ち良く汗をかけると、暑さや湿気に負けずに過ごすことができるのです。

また、「心」と関連のある部位にも不調が出やすくなります。まず「心」と表裏関係にあるのが「小腸」です。小腸は栄養を吸収したり、不要なものを分けてくれるところです。小腸がうまく働かないと水分代謝が乱れてむくみやすくなったり、栄養が体に入らず元気が出なくなったりします。

もう1つ、関係するところが「舌」です。体の中に熱がこもると、舌炎ができて痛くなったりします。

◆夏の邪気は暑邪《しょじゃ》

暑邪とはまさに暑さのこと。

とにもかくにも暑さが夏の特徴です。暑さが体にとても大きく影響します。この暑さをどう乗り切るかが夏のテーマです。

私たちは汗をかくことで体温調節して暑さに対応しますが、それゆえ暑邪をたくさん受けると体の潤いがどんどんなくなります。水分補給ももちろん大事なのですが、それだけではなかなか追いつけないことが多いです。体の熱を効率的に冷ましたり、暑さに対応するための潤いを増やしておく養生が必要になります。

また、熱は上昇しやすい性質があるので、**暑邪を受けると体の上の方に症状が出やすくなります。頭がぼーっとしたり、頭痛がしたり、目が赤くなったり、口内炎ができたり、喉が痛くなったり**、という状態になります。熱中症は主に暑邪の影響が大きいので、症状も上の方に出やすくなります。

暑さへの対処を、私たちは汗とお小水という主に2つの「水」の経路から熱を逃しています。この2つの経路が塞がれると熱が体の中にこもって不調になります。そのためには汗をかけること、お小水がきちんと出ることが大切です。

水分補給だけでなく、熱を排出する水のルートがうまく巡っていると、暑邪による不調を防ぐことができます。

一方で、暑さをあまりにも避けると、体に必要な陽気が不足して、他の季節の不調や冷房病などになりがちです。暑さで血液がしっかり流れ、全身の隅々まで栄養が届きやすくなるという夏の効用も享受しましょう。

◆夏の食養生

夏の臓器は「心」。その機能を整える「心」を養うものをよく食べると良いです。**心臓そのものであるハツは「心」を養うもの。夏の色である「赤」の食材も「心」を養う効果があるとされます。**「心」を整えることは、心臓の働きを調整したり、血流を整えたりすることにつながります。

夏野菜は体を冷やすというのは、皆さん知っていることだと思いますが、この**夏野菜の冷やす性質が夏の暑さを乗り切るにはなくてはならないものです。**

夏は夏野菜を食べないと夏の暑さに対応できません。しっかり夏の時期に食べて他の季節に食べなくてもすむようにすると良いです。

熱を冷ますものは体を冷やすものでもありますから、暑がりの人はできるだけたくさん食べると良いです。逆に胃腸が弱い、冷えやすいという人は、量を加減したり、加熱して食べるようにしましょう。

もう1つ必要なのが、体を潤すもの。暑さに対応するために、汗やお小水がたくさん出ますが、この元になる潤いをしっかり補っておくことが大切です。潤いとは水分とは少し異なり、保水力や体の深部の水分と考えてもらうと良いでしょう。ですから、単に水分を摂っても喉が渇く時は潤い不足なので、体を潤すものを摂ると良いです。湿気が多い時期やもともとむくみやすい人は、体を潤す食材が多すぎるとむくむので注意しましょう。また、できるだけ加熱すると余分な湿気にならずにすみます。

なお、汗は血液が原料ですので、汗をたくさんかくと貧血になることがあります。逆に貧血気味の人は汗がうまく出ないことも。どちらの場合も、春の「血」を補う食材を参考にして、「血」も充実させておくと不調を防ぐことができます。

◆夏の生活養生

夏の前半はまず暑さに慣れることが肝心です。**暑さに慣れるというのは、「暑さを感じて汗をかける体にする」という意味です。**

暑いからといって、すぐにクーラーをつけて全く汗をかかない生活をしていると、ちょっと外に出ただけでも熱中症になってしまいます。これは、汗がかける体になっていないことが原因です。そうならないために、まだ暑さの厳しくない初夏のうちから外気を感じて汗をかけるようにしておくと良いです。

ちなみにお風呂やサウナでかく汗と、自然の暑さや日差しでかく汗は異なります。体が自然に適応してかく汗は、体の芯から出ている汗なので、体の水分の入れ替えができます。もちろん汗の量に見合った水分補給を忘れないようにしましょう。

また、**暑さを感じずに過ごしている人は冬に冷え性や気持ちの落ち込みを起こしやすくなります。**これは東洋医学でいうところの「陽気」が不足しているからです。「陽気な人」というとバックにサンサンとした太陽があるかのように明るい人というイメージがあるのではないでしょうか。太陽の日差しというのは、気持ちを明るくさせてくれるものなのです。

なお、**夏の後半に入ると、今度は暑さを避けて体力を温存することが必要**になります。ちょうど夏の土用あたりは、暑さで汗も体力も消耗して疲れが出てくる頃になるのです。食べもので体力を補ったり、休息して体力を回復させたりします。汗をかけてないなと思っても、猛暑日に汗をかこうと真昼に屋外を出歩くのはやめましょう。真夏の真昼の太陽は熱毒といって、私たちの体にとっても毒になります。**午前11〜午後1時までは夏の臓器「心」の時間帯**になります。この時間帯はできるだけ静かに過ごすと良いとされており、**できれば短い昼寝をするのがおすすめ**です。

梅雨と土用

◆梅雨と土用の邪気は湿邪《しつじゃ》

日本の夏の特徴は湿気というお話をしました。特に**梅雨は湿気が多く、その影響が体にも出やすい時期です。**梅雨明けしてもカラッと晴れるというより蒸し暑い天気が多いと思います。日本の夏の過ごしにくさの原因はこの湿気です。真夏も暑さだけでなく、きちんと湿気対策をしないといけません。

この不快な湿気のことを東洋医学では**「湿邪」**といいます。**体にとって不要な水分、湿気のことです。**

湿邪というのは、ガムのようにネバネバ・ベトベトしやすく、いろいろなものの通り道を塞いでしまいます。例えば鼻にくっつけば鼻詰まりになり、喉にくっつけば痰になり、足にくっつけばむくみになったりします。

湿邪による不調は、**痰が出る、鼻が詰まる、むくむ**といったものから、**頭痛や頭が重い、体が重だるい、関節痛、食欲不振、めまい、軟便、不眠、イライラ、不安感な**

ど、さまざまなものに発展します。これは湿邪がいろいろなものの通り道を塞ぐからです。本来はスムーズに栄養や老廃物が行き来するのに、湿邪があることで渋滞になったり通行止めになったりして溢れてしまうからなのです。

湿邪は厄介な邪気で、一度たまるとなかなか取れません。また、他の不要なものもくっつける性質があります。例えば夏の暑さと湿気が組み合わさって体に蓄積されることがあり、これは「暑湿《しょしつ》」と呼んだりします。

湿気だけなら流せば良いのですが、そこに熱が加わると炎症になってしまいます。ただの鼻詰まりから蓄膿症《ちくのうしょう》になってしまったり、お小水が出にくいだけでなく膀胱《ぼうこう》炎《えん》になってしまったりするのです。

この湿邪の影響が大きくなる時期が何度かあります。

まず、「梅雨」。これは実感としてとてもわかりやすいと思います。

次が、「長夏《ちょうか》」です。夏と秋の間の時期になります。この時期は秋雨の頃だったり、台風が多い頃だったりします。この時期も湿邪への対応が必要になります。

もう1つが、「土用」です。これは湿邪そのものが多いというよりも、胃腸が弱りやすく、ちょっとした湿気にも体調が崩れやすい時期になります。

◆土用の時期に影響すること

では、**土用はいつかというと、各季節の終わり18日間を指します。**

皆さんご存知なのが夏の土用でしょう。夏の土用というと、土用の丑《うし》の日だと思っている人がいますが、土用は1日ではなく、期間なのです。実際には夏の土用は7月21日あたりから立秋の前日8月7日頃までの18日間です。

また土用は、全ての季節の終わりにあり、春の土用、夏の土用、秋の土用、冬の土用の4回あります。

土用は五行でいうと「土」です。そして、「脾」という臓器が配当されています。西洋医学でいう脾臓《ひぞう》ではなく、東洋医学では消化器官全般を指しています。

東洋医学では「土」は万物を生み出すものと考えます。土壌が植物に栄養を供給するように、消化器官が私たちに食べものの栄養を供給しているのです。

この土用の期間は季節の変わり目で、その季節の疲れが最も出やすい期間であり、次の季節の準備期間でもあります。特に胃腸の疲れが出やすく、胃腸が苦手な湿邪が増えやすい食事をしていると体調が乱れやすくなるのです。

季節の変わり目にカゼをひく人は、土用の期間の過ごし方が悪いことが多いです。胃腸を労るべき土用の期間に、胃腸の働きを落とす冷たいもの、甘いもの、生ものが多かったり、暴飲暴食をしたりすると、途端に体調を崩します。**土用は、とにかく胃腸の弱りが出やすいので、いつも以上に食事に気をつけることが大切**です。

特に夏の土用は他の季節よりも大きな季節の変化（夏＝陽から秋＝陰の切り替え）のため、かなり厳しい自然の変化になります。さらに猛暑に熱帯夜と、体の消耗も頂点となっている頃です。体力の消耗が激しいということは、その供給源である胃腸がとても大事ということです。この時季に胃腸の調子を崩すと、すぐに夏バテしてしまいます。

そのため、夏の土用は昔から重んじられています。土用は「う」のつくものを食べると良いといったり、土用に灸《きゅう》をすえる「土用灸」の習慣があったりします。他に、土用しじみ、土用餅、土用卵などもあります。

梅雨が明けて本格的な暑さになるのも夏の土用の時期です。その日差しを利用し

四季と土用

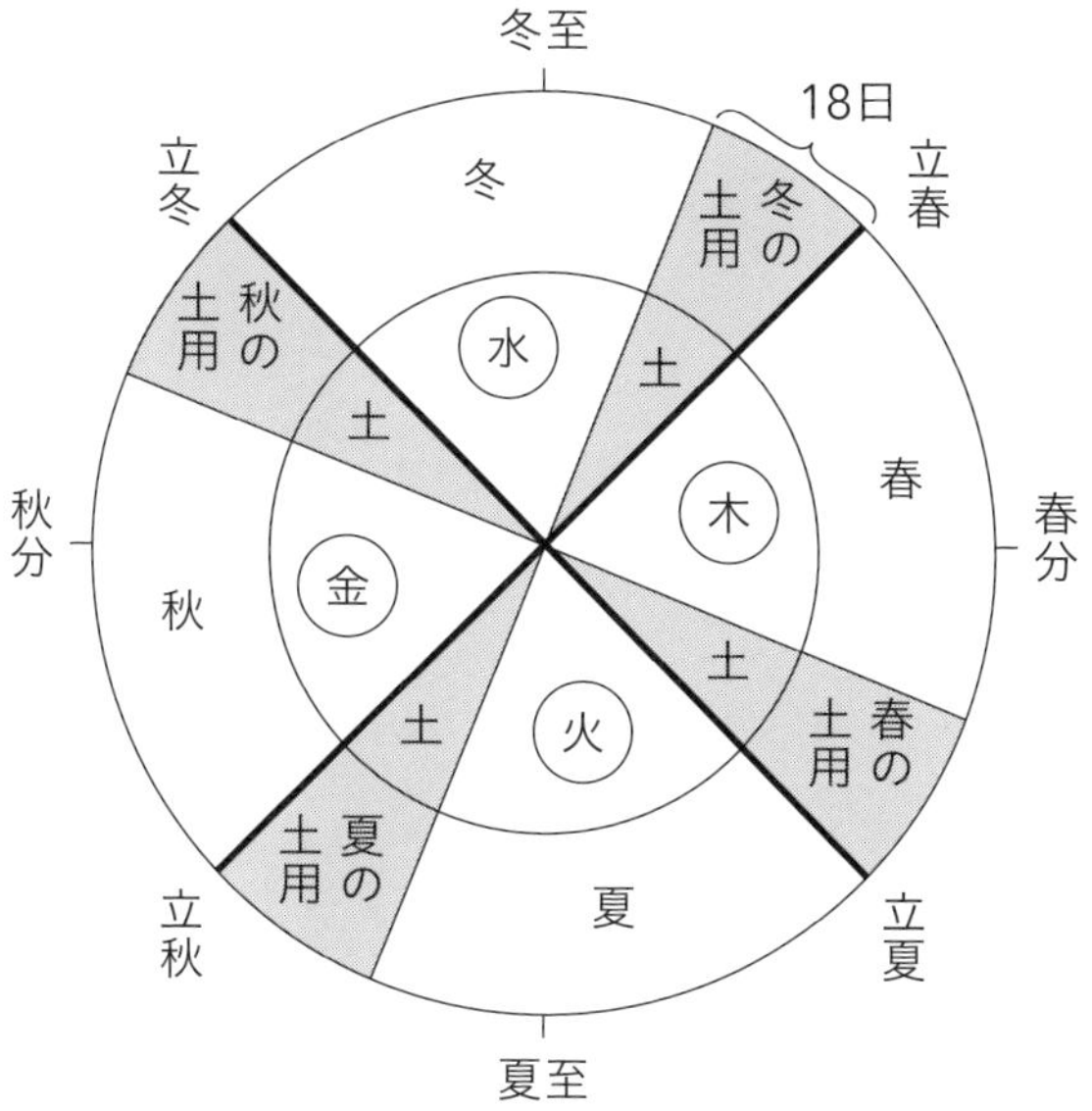

て、梅干しの「土用干し」や本や着物の「土用の虫干し」をしたり、と古来の知恵が息づいているわけです。

なお、中国ではこの土用のあたりを「夏の三伏《さんぷく》」といい、夏の盛りでさまざまな養生が行われます。無料で薬草風呂が振る舞われたり、体質に合わせて生薬の貼り薬を使ったりします。暑さには気をつけないといけないものの、冷えてはいけない時期なので足湯をする風習もあるようです。

◆梅雨と土用の食養生

土用に負担が大きくなる臓器は「脾」と「胃」です。「脾」は栄養や水分の吸収、「胃」は飲食物の消化が主な働きです。どちらも消化器官ですから、土用に入るとちょっとした食事の不養生がすぐに影響してしまいます。

胃腸は湿気と冷えに弱いため、冷たいもの、生もの、甘いものが多くなると疲れやすくなります。また、**脂っこいものの摂りすぎ、食べすぎ、飲みすぎも胃腸を疲れさせる**ので、気をつけたい時期。いつもは大丈夫な別腹のスイーツが負担になってしまうので、この時季だけは控えるようにしましょう。「脾胃」は免疫力とも関係し、胃腸が疲れるとカゼをひきやすくなります。土用はカゼをひく人も増えるので、食事の不養生を一段と気をつけると良いです。

代わりに、「脾胃」を養うもの、消化を促すもので胃腸を元気にしましょう。

「土」の色は黄色ですので、黄色の食材（かぼちゃ、とうもろこし、きびなど）がおすすめです。また、**発酵食品**もおすすめです。「脾胃」の大きな働きの1つが「化」。これは「変化」させるという意味で、食べものを消化して栄養やエネルギーに「変

夏

胃腸を元気にする食材

「脾胃」を養うもの	米、米麹、芋、豆類（大豆、小豆、枝豆、インゲン豆など）、オクラ、かぼちゃ、イワシ、砂肝、牛肉、なつめ
消化を助けるもの	米麹、とろろ、大根おろし、オクラ、トマト、パイナップル、柑橘類（皮）、ウーロン茶、プーアール茶

化」させていることを指します。食べものが変化しなければ食べても元気が出ませんし、米も米のまま排便されてしまいます。発酵食品も「脾胃」と同じく、発酵により食べものが「変化」したものです。味噌や酢などの**発酵食品は、「脾胃」の働きを助け、元気にするので、土用に多く摂ると胃腸の調子が整いやすい**です。

梅雨の時期も同じく胃腸のケアを心がけます。梅雨の時期は湿邪の影響が大きくなるので、あわせて湿気を取り除く食材を足します。詳しくは6月の養生（P95）で述べますが、**豆類（大豆、小豆、枝豆、インゲン豆など）、とうもろこし、もやし、カレー粉や山椒などのスパイス類です。**上手に組み合わせて胃腸を労りながら過ごすとむくみや梅雨の不調も軽やかになります。

5月
皐月《さつき》

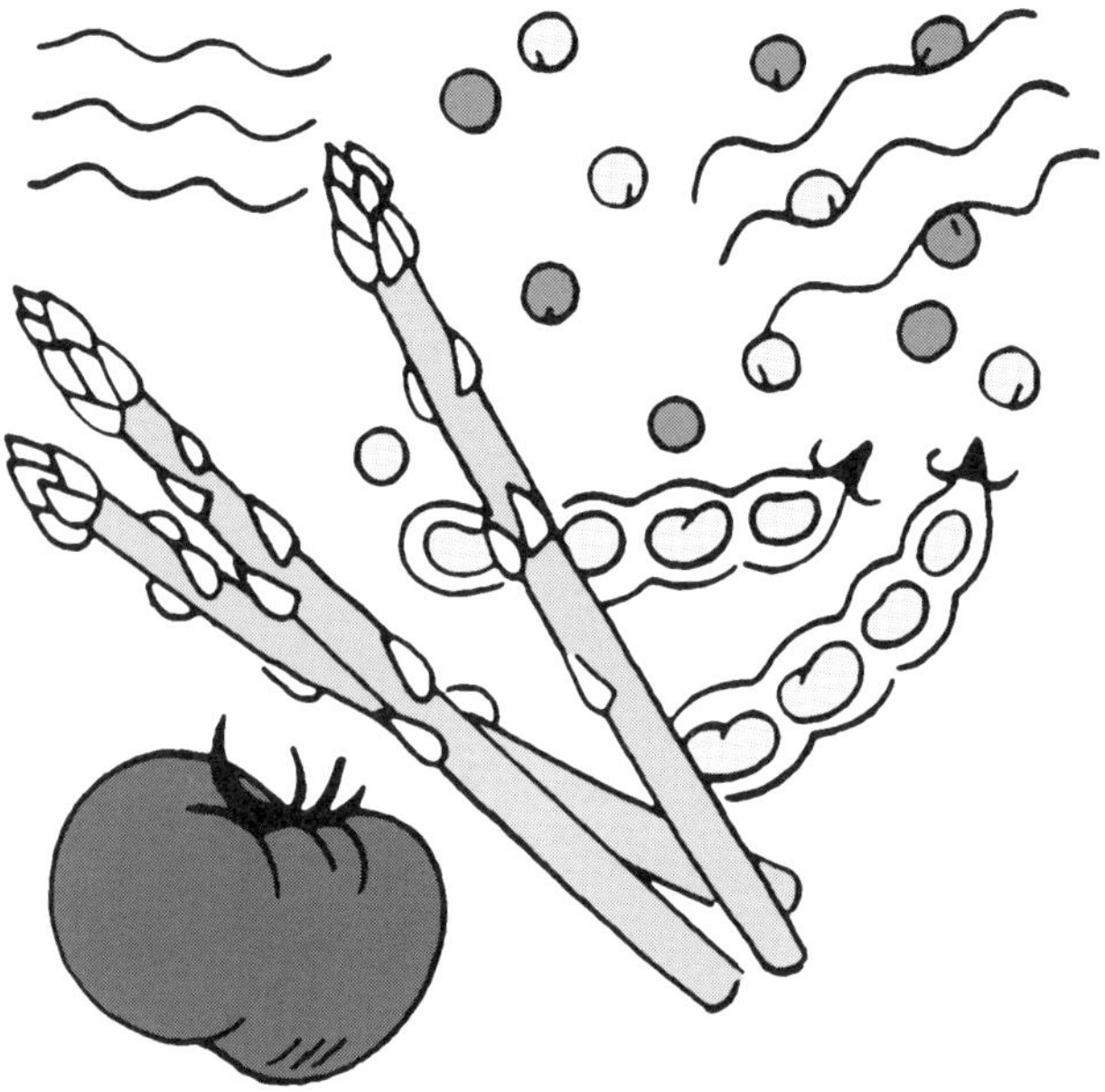

夏の準備期間 暑さに慣れていきましょう

立夏（5月5日頃）の頃になると、夏を思わせる陽気に急になることが多く、この頃から暑さによる不調が出始めます。

小満（5月21日頃）になると日差しが強くなってきます。夏の特徴は「長」といって成長のことで、この夏の日差しを受けてぐんぐん成長します。

私たちの体も夏向きの体へと変化を始めます。夏の特徴は暑さ。夏の初めに暑さにきちんと慣れ、汗をかける体にしていくと、これからくる梅雨や猛暑を迎える体の準備ができます。

おすすめの食材

アスパラガス、トマト、そら豆、グリーンピース、じゃがいも、タコ、カツオ、もずく、いちご、緑茶

5月の不調❶

体のだるさ・五月病

◆春の過ごし方のツケが出る頃

ゴールデンウイーク明けになんだか体がだるいし、気力が出ないという方は多いと思います。**五月病とよくいわれますが、実は春の過ごし方のツケが回ってきている状態。**つまり、夏の不調というよりも春の不調になります。

西洋医学でいえば、**自律神経の乱れが該当するでしょう。**季節の変わり目や休み明けは体の調整をするのが難しくなります。私たちの体がうまく季節に順応できずにズレがあると、だるさやむくみ、睡眠リズムの乱れなどが起きやすくなります。

春に予定を詰め込みすぎたり、新しいことをいくつも始めて頑張りすぎたり、食事がおろそかだったり、睡眠が十分でなかったり。忙しく無理をしがちな春にしてしまうと、春の臓器「肝」も息切れしてしまいます。

おそらく4月半ばくらいから疲れを感じているものの、あとちょっとで休みだからなんとか頑張ろう、と連休まで気合でしのいできたのではないでしょうか。

◆休息と栄養補給をしっかり

ちょっと頑張りすぎちゃったな、ちゃんと

体を顧みていなかったなという人は、まずは休息と栄養補給で体を回復させることが一番大切です。どんなに良い食材や治療法を使ったとしても、日々の生活を改めることに優る治療法はありません。

休息とは、早寝をすること。寝だめすることではありません。

寝だめ、朝寝坊はすればするほど体内時計は乱れていきます。休みの間もできればいつもの時間くらいに。ちょっと寝坊したとしても1時間程度までにしておくことが大切です。その分早く寝るようにします。5月に限らず、寝不足や疲れを感じる時は、寝る時間を少し早めるようにしましょう。

次に**栄養補給**です。栄養とはカロリーという意味ではありません。ケーキやアイスクリームを食べて栄養補給をしたつもりでも、それは栄養ではなくカロリーです。

穀類、肉・魚の動物性タンパク質、大豆や納豆などの植物性タンパク質、野菜、果物、これらを満遍なく食べるのが良いのです。

また、食事を摂る時間もできるだけ一定にします。お昼を食べる時間が今日は11時、翌日は午後3時など、バラバラだと体もリズムがつくれません。

何度も言い古されている言葉ですが、規則正しい、バランスの取れた食事を心がけることがやはり大切なのです。地味でなんの変哲もないことですが、崩れた体調を元に戻す一番の近道です。

体のだるさ・五月病の養生

休息と栄養補給を心がけた上で、効果的な食養生も取り入れましょう。

◆朝がだるくて起きられないタイプ

朝がだるくて起きられない、起きてから頭がシャキッとするまで時間がかかる、というタイプの人こそきちんと朝食を摂りましょう。

欠食したり、コーヒーだけ、果物だけという状態だと、いつまでも朝のだるさが改善されません。

東洋医学では、**朝食の時間帯である朝7～9時は胃の時間帯**とされています。この時間帯にきちんと養生すれば、胃の修復を助け、胃を元気にしてくれます。そのためには**この時間帯に「温かいものを摂ること」「発酵食品を摂ること」がおすすめです。**

一番のおすすめは「ご飯」と「味噌汁」の組み合わせです。ご飯も味噌汁もパックご飯、インスタント味噌汁でもＯＫです。

穀類の多くは気を補うものですが、**特にご飯は胃腸を養い、元気をつけてくれるもの**で、体力不足の人には欠かせないものです。

江戸時代に書かれた日本の食物の効能をまとめた本『本《ほん》朝《ちょう》食《しょっ》鑑《かん》』にも、「よく痩せ

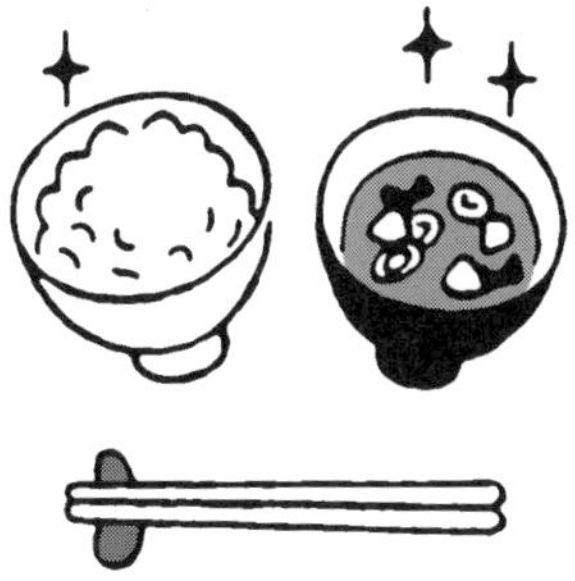

る・疲れる人を保養するには、米食の方が服薬に百倍する」とあります。

ご飯の相棒である味噌は非常に優れた食材です。**味噌の効能は、胃腸の調子を整える、元気をつける、内臓を元気にする、解毒するなど。**『本朝食鑑』では、「一日も無くてはならぬものである」とあり、『養生訓』で有名な貝原益軒《かいばらえきけん》の『大和本草《やまとほんぞう》』では「人の初生より終身まで病人無病人朝夕の飲食みな味噌を以て調ふ」といっています。

◆貧血タイプ

気持ちが上がらない、という場合は貧血の場合が多いです。春に頑張りすぎて血液を消耗してしまったタイプです。春で消耗した分を回復させるために、春の項目（P32〜）を参考に血を補うものをしっかり摂りましょう。特に落ち込んだり、不安な気持ちが強くなったりする場合は、貧血がかなり進んでいることが多いので、しばらく**レバーや牛肉の赤身、マグロ、カツオ（加熱したもの）、イカ、タコ、あさりなど**を積極的に食べましょう。

先述の午前中にシャキッとしない人で朝に欠食する人の理由に、食べた方が眠くなるという方がいます。これは、消化機能が弱く、貧血にもなっているタイプの人に多い症状。

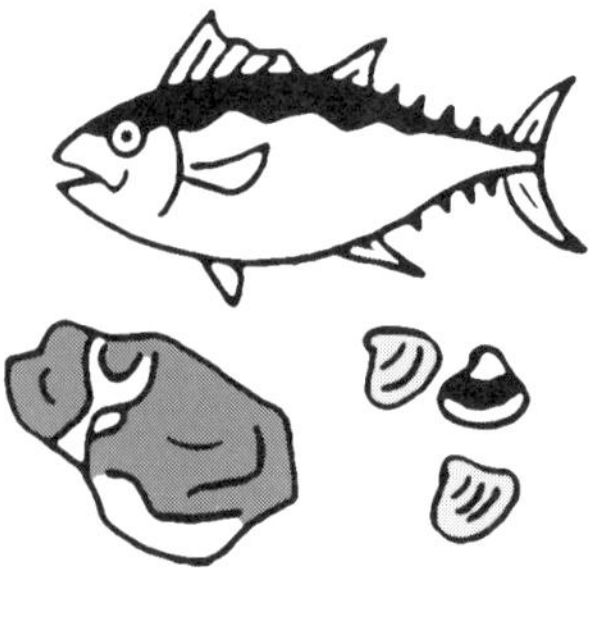

胃腸が疲れて食べたものがしっかり栄養になっておらず、頭まで栄養がいっていないのです。また、胃の動きが悪いので、胃を動かすのにエネルギーが余計にかかり、頭の栄養が足りなくなるのです。

まずは、**生もの、冷たいもの、甘いものをとにかく控えましょう。**特に朝の時間帯に胃腸が冷えるとますます胃腸が弱くなります。朝も少量でいいので、味噌汁だけ飲んだり、ご飯を味噌汁に入れて食べたりすると少しずつ改善していきます。また、このタイプは胃腸が弱いので、**食事はしっかり噛むようにしましょう。**

朝は欠食するにもかかわらず、間食が多いのもこのタイプ。まずはきちんとした食事を食べられるようになってから、おやつを食べてください。特に夜に甘いものを食べるのは控えましょう。

◆ストレスタイプ

イライラしてやる気が起きないが、動くと少し良くなるという人は、春の臓器「肝」の働きが鬱滞《うったい》している状態。3月の不調①春のイライラ（P50）の**柑橘類やミント、シソなど香りの良いもの**を積極的に取り入れましょう。適度な運動やストレス発散もおすすめです。

「肝」を疲れさせるアルコール、乳製品、脂っこいものは控えめに。寝不足にも注意です。

5月の不調②

口や喉の渇き

◆水分補給をすることが大切

東洋医学では、「夏は陰を養うことが大切」とされています。陰とは潤いや水分のこと。

暑くなってくると次第に喉の渇きを覚えてきますが、夏の初めはうっかり水分補給を忘れてこの陰が不足することがあります。

暦の上では5月ともなれば夏。この時期から口や喉の渇きが強い人は早めに対処することが、熱中症の予防になってきます。

口や喉の渇きを癒す養生

夏が本格化すると、水分をとっても喉が渇く、飲んでいるのに口が渇くという人がいます。これは**潤いが不足している状態で、保水力がない状態。**特に陰が養われていない状態なのです。

おすすめは、トマト、ウリ（きゅうりなど）、アスパラガス、豚肉、イカ、タコ、いちご、あんず、びわなどです。

特にトマト、いちごは暑くなってきた時におすすめです。熱を取る作用があるので、暑さに慣れていない時期にこもってしまった熱を取りながら、体を潤してくれます。

よくあるのが、熱中症予防で冷たい飲みも

のをゴクゴク飲んで、早速夏バテしてしまうパターン。胃腸が水の摂りすぎと冷えで疲れてしまい、不調になるのです。

水分補給はできるだけ常温以上のものを摂りましょう。そうすれば、消化器官が疲れず夏バテしません。

どうしても喉の渇きが癒えない時におすすめの飲みものは甘酸っぱい味のものです。レモネードや梅ジュースなどは、夏の時期に飲むと喉の渇きと疲れが取れます。

また、**夏の果物の多くは暑さを取り除き喉の渇きを癒してくれま**

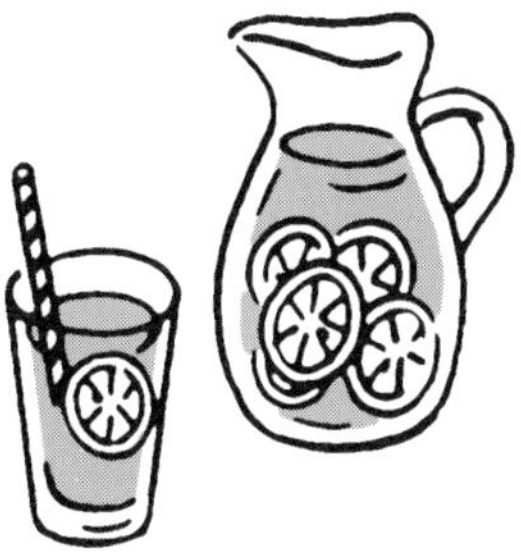

すから、水分補給を兼ねて摂るのもおすすめです。

年配の方は季節に限らず、口や喉の渇きを覚えることがあると思います。その場合は、日常的に体を潤す食材を摂っておくと良いです。**豚肉、山芋、人参、豆腐、イカ、タコ、すっぽんなど。酢の物**もおすすめです。

他の季節にも養生を取り入れることで、夏の熱中症予防につながります。

逆に喉の渇きを増してしまうものが、アルコールやカフェイン、辛いもの、味の濃いものです。

これらは体に熱をこもらせてしまったり、潤いを消耗してしまったりします。

食あたり、下痢

夏は胃腸が弱くなる時期。気温の上昇で食べものが腐りやすいだけでなく、消化力も落ちてきて、食あたりが起きやすくなるのです。

なんだかおかしいなと思った段階で、梅干しを食べるようにすると良いです。

梅は日本の薬食同源食材の最たるものです。「三毒を断つ」といわれ、食あたりや下痢でもお腹を回復させてくれるもの。また、予防にも良いものです。

回復食として一番のおすすめは、お粥です。消化に良く、胃腸の気を養い、元気をつけてくれます。また、失った水分を補ってくれる作用もあります。

もう1つの胃腸の不調は、クーラーや冷たいものの摂りすぎで**胃腸が冷えたことによる下痢**です。その場合は、とにかくお腹を温めること。**お腹の冷えを除くものはシソ、生姜、スパイスがおすすめです。黒こしょうや山椒なども良いです。**

ただし、食べものにあたって下痢や嘔吐がひどい時は、まず病院に行ってください。脱水症状や猛毒性の菌は、命に関わることがあります。

必要に応じて病院を受診しつつも、軽症で特に体力が落ちていない人の場合は、食事のケアも一緒に行った方が早く回復します。

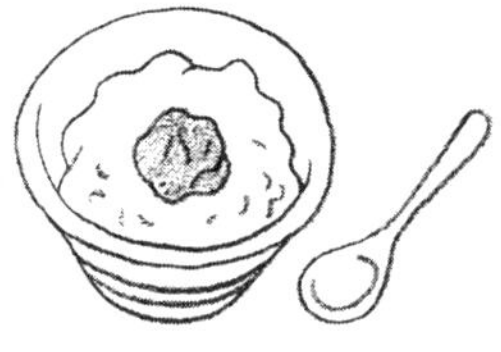

6月
水無月《みなづき》

梅雨の湿気をためない養生を心がけましょう

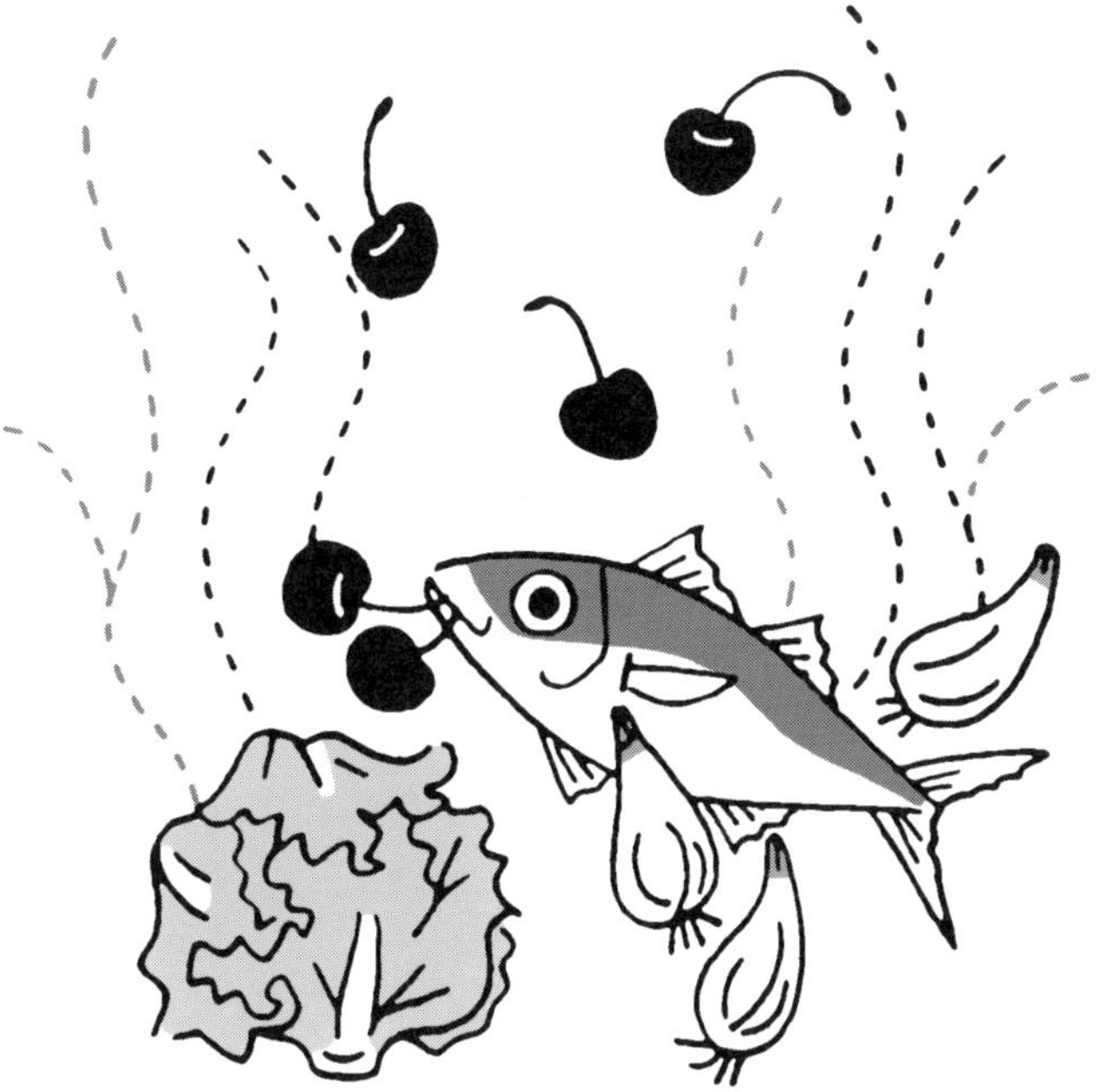

6月からは、この時期特有の湿度が大きな影響を与え始めます。

芒種《ぼうしゅ》（6月6日頃）は麦が実る頃で、米よりも体を冷やす麦を活用し始める時期。夏至（6月21日頃）になれば最も日が長くなり、陽気も最大になります。

夏バテ、熱中症の予防にはこの時期の体調がカギを握るといっても過言ではありません。湿気に負けない体をつくっていきましょう。この頃までに太陽の日差しに慣れ、水分補給と発汗のバランスが取れていると、湿気にも対応できるようになっています。

おすすめの食材

枝豆、インゲン豆、レタス、らっきょう、生姜、シソ、小豆、アジ、鮎、梅、びわ、さくらんぼ

6月の不調①

夏バテ・食欲不振

◆胃腸の不調は夏バテの始まり

暑くなってくると気をつけたいのが胃腸の不調です。この胃腸の不調が夏バテの始まり。できるだけ早く解消しないと、梅雨から秋までだるさが続く可能性が高いのです。

胃腸は湿気が苦手な臓器。ジメジメした状態になると途端に働きが悪くなります。梅雨の湿気に加え、飲食物でも体の中の湿気が増えてしまうと、夏バテや食欲不振になってしまいます。

夏バテは大きく分けると2段階あります。

1段階目は、胃腸の機能が低下して、「痰湿」がたまるという状態です。

痰湿というのは、余分な湿気のこと。体の中に湿気が多くなると、むくみや体のだるさ、食欲不振、頭痛、頭が重だるい、眠気、めまい、痰が多い、下痢、消化不良などが起きやすくなります。

2段階目は、胃腸が弱って栄養補給できずに、体力が落ちてしまうこと。体がだるい、ぐったりしている、気力がない、体力がない、食べられない、ふらつくといった症状になります。

胃腸が弱い人、体力がない人は、いきなり2段階目の夏バテになることもあります。

夏バテ・食欲不振の養生

夏バテしないためには、胃腸の機能を落とさずに過ごせるかがポイントになります。

◆夏バテさせる食べもの

湿気が多くなってきたら、痰湿がたまりやすい食べものを控えることが大切です。

- **冷たいもの：ジュースやビールなど冷たい飲みもの、アイスクリーム、冷ややっこなど**
- **生もの：刺身、果物、生野菜など**
- **甘いもの：アイスクリーム、ジュース、ケーキなど**
- **脂っこいもの：揚げもの（天ぷら、スナック菓子、せんべいなど）、カルビなど肉の脂、クリームなどの乳脂肪分**

暑いから冷たいものを飲むのは当然！　と思う人も多いのではないでしょうか。実はこの**冷たいものによる胃腸の冷えが夏バテ、熱中症の原因**になっていることが多いのです。

江戸時代に書かれた『養生訓』にも、夏に胃腸を冷やさないように、と書かれています。

「老人や子供は四季を問わずいつでも温かいものを食べるのがよい。とくに夏期

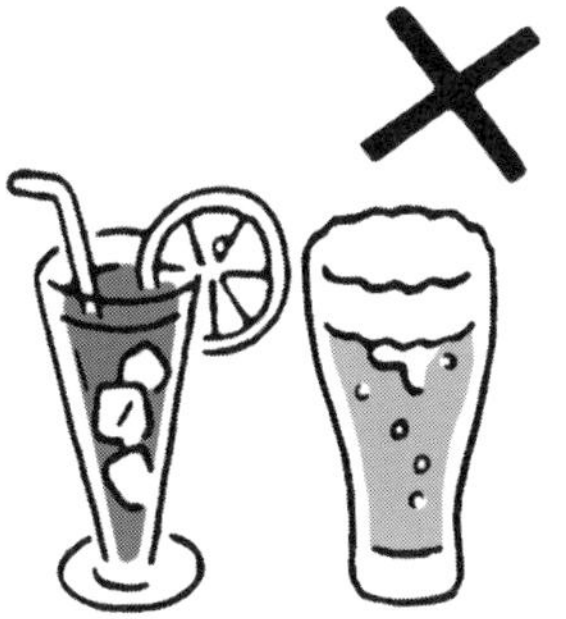

は身体に陰に属するものが内在する。だから若くて元気旺盛なひとも温かいものを食べたほうがよい。生ものや冷たいものは食べてはいけない。胃にもたれやすく、下痢を起こしやすい。冷水を多く飲んではいけない」

夏に旬を迎えるもののほとんどは体を冷やすものです。それを摂ることで暑さから体を守ることができるのですが、摂り方を注意しないと胃腸が冷えて痰湿をためることになってしまいます。少なくとも、冷たいもののガブ飲みは控えましょう。

◆加熱したもので胃を労る

冷え性の人や胃腸が弱い人は、基本的にどんなものも加熱して食べるようにしましょう。熱いものをということではなく、生食や冷たいものを避けるということです。お浸しや温野菜、ゆで肉などで良いのです。食べものは加熱することで消化しやすくなります。夏の野菜も加熱することで胃腸を冷やしすぎずに余分な熱を取ることができます。

また、胃腸の湿気を取る食材を摂ることで、予防したり、胃腸の弱りを回復させたりできます。**とうもろこし、豆類（インゲン豆、そら豆など）、大麦、少量のスパイス（特にカレー粉）、山椒などを摂ると良いです。**

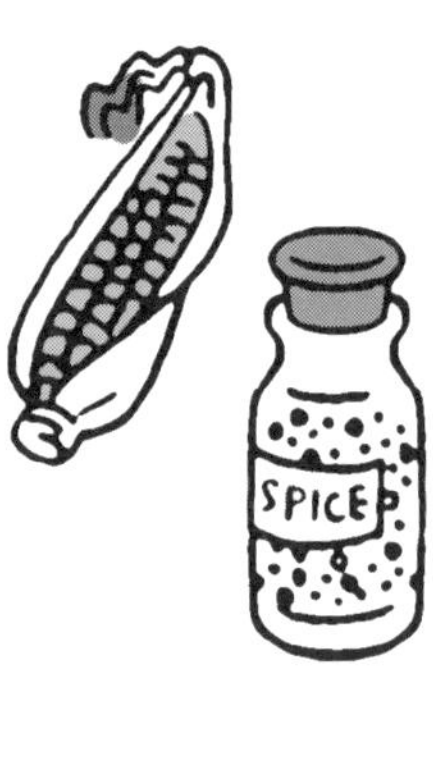

食欲が落ちるとつい「口あたり」の良い生ものが食べたくなると思いますが、これは逆効果です。温かいものを食べた方が、胃が軽くなります。

◆食欲を呼び覚ます養生

夏バテの2段階目、完全に体力が落ちている場合には、胃腸を立て直しつつ、体力を補うことが大切。食欲がない場合が多いですから、食欲を呼び覚ますようなものを摂ると良いでしょう。

痰湿のたまりやすいものを避けつつ、**梅干し、シソ、パクチー、柑橘類の皮などを取り入れてお腹をすかせることが必要**になります。

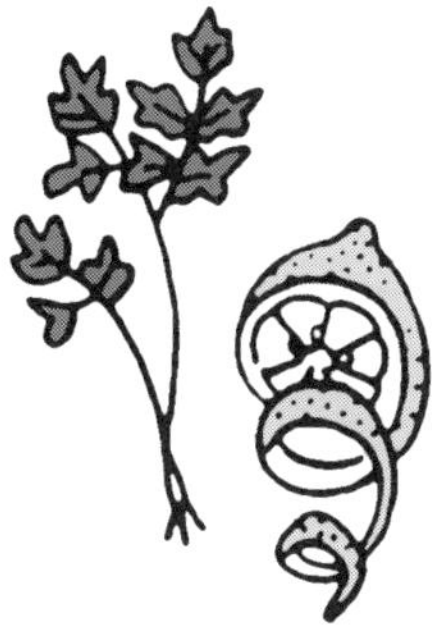

調理時は必ず火を通し、さっぱりした味付けを心がけましょう。熱々でなくて良いので、お粥がおすすめ。青ジソやシソふりかけ入りのお粥は胃腸の機能を助けてくれます。

体力が落ちているので、穀類（米など）と動物性タンパク質を忘れないようにしてください。ただし、脂の消化ができない状態なら、蒸し鶏や豚しゃぶなどの蒸したもの、ゆでたもの、脂身の少ないものを摂りましょう。

固形物が難しい場合は、カツオ節のだしや鶏スープだけでもかまいません。食欲が戻ってきたら、徐々に固形物を加えていきます。

疲れたり、お腹が冷えたりすると食欲が落

ち、ぐったりしてしまうので、冷えと疲れに気をつけましょう。

◆土用の時期に気をつけたいこと

梅雨の湿気もそうですが、**夏の土用の時期は胃腸がさらに弱くなります。**

昔から「夏痩せに鰻」といわれており、鰻は体力を補う作用があるので、夏バテにもとても良いものです。一方で脂が多いため、すでに胃腸が疲れ切っている場合は、負担になることがあります。

もし、**土用の丑の日に鰻が負担に感じるようなら、かなり胃腸が疲れており、夏バテになっている**と思ってください。逆に食欲がキープできている人は、鰻などでしっかり精をつけておくと残暑も元気に過ごせます。

気温が高く、汗をしっかりかくので体は疲れやすくなっています。暑くてそうめんばかり食べていると逆に夏バテしてしまいます。麺だけにならないように、動物性タンパク質や夏野菜もしっかり食べておくと、夏バテと熱中症の予防になります。

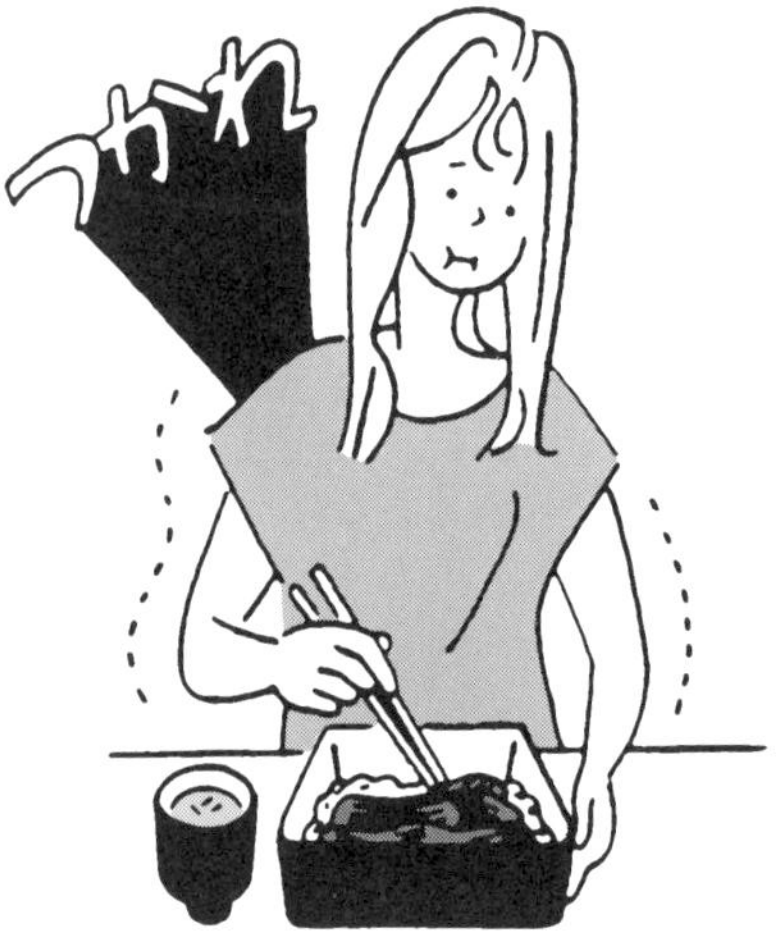

6月の不調❷

むくみ

◆食べもの・飲みものが主な原因

湿気の影響で最もわかりやすいのがむくみです。

朝起きたら顔がむくんでいる、夕方になると足がパンパンで靴下の跡がクッキリ！　ということがあるのではないでしょうか。

むくみは表面的なものだけでなく、全身の症状につながることも多いです。**むくみのある人は体全体がだるくなってしまったり、もったりとしたこりを感じたり、頭の重さを感じたりすることが多い**です。

むくみは水分代謝の乱れですが、実際に患者様をみていると、その**原因で一番多いのが食べものや飲みものの不注意**です。

胃腸は食べもの、飲みものを受け止めるところ。それらに湿気をためやすいものが多いと、その処理に忙しくなって水分代謝が落ちてくるのです。

他の時期は飲食物の不注意があっても、むくみまでいかないことがあります。しかし、梅雨の時期は、外の環境の湿気も食べもの・飲みものの湿気も一緒に処理しなくてはなりません。

体の内外の湿気の処理が追いつかなくなると、むくみとなって現れるのです。

むくみ対策の養生

むくみの解消には、まずむくみの原因となるものを極力減らすことと、利尿作用のあるものを取り入れることが大切です。

◆むくみの原因になる食べもの

生もの、甘いもの、冷たいもの、脂っこいもの（揚げもの、乳製品）、ネバネバしたもの、味の濃いもの、これらが多ければ多いほどむくみやすくなります。

夏バテ、食欲不振にもあったものが多いですが、これらは体に「痰湿」をためるもの。むくんでいるからダイエットしよう！　と果物にサラダ、ヨーグルトという組み合わせは逆効果になるのです。朝、むくんでいる人は夜にアイスクリームを食べたり、ジュースを飲んだりしていないでしょうか。

絶対に食べてはいけない！　ということではありません。頻度や量を減らすだけでもむくみが解消しやすくなります。

むくみの予防には、原因の反対のものを摂りましょう。つまり、**火を通して、甘くない、温かい、さっぱりとしたものを中心にするとむくみにくくなります。**

◆利尿作用のあるもので排出を促す

東洋医学では、上半身のむくみは発汗で、下半身のむくみはお小水で解消すると良いとされています。まず汗とお小水がきちんと出ているか確認してみましょう。

上半身のむくみがある場合は、辛味のあるもの、シソやカレー粉（油分の多いカレールーだとネバネバが増えるので注意）、生姜、パクチーなどで発汗を促します。

下半身のむくみがある場合は、ハトムギ、小豆やえんどう豆など豆類、きゅうりなどのウリ科のもの、とうもろこし、海藻などでお小水を促します。

ウリ科のものは、水分を補う作用と利尿作用のどちらもあるものが多いです。きゅうりは胃腸が弱ってきたなと思ったら、加熱して食べましょう。メロンやスイカ、ズッキーニなどもウリ科のものです。特に冬瓜は利尿作用が非常に強いので、むくみが気になる人におすすめです。

ご飯にはハトムギや小豆、とうもろこしを入れて食べると良いでしょう。また、昆布だしの味噌汁にわかめをたっぷり入れるのもおすすめ。お茶は、**とうもろこし（ひげ）茶、ハトムギ茶、小豆茶などが利尿作用を促してくれます。**

どちらもよく散歩をするなど、巡りを促すようにすると良いです。加えて、胃腸の調子を整えると湿気がたまりにくくなりますから、**消化力を高めるトマト、シソ、酢、梅干しなどを摂っておくと良いでしょう。**

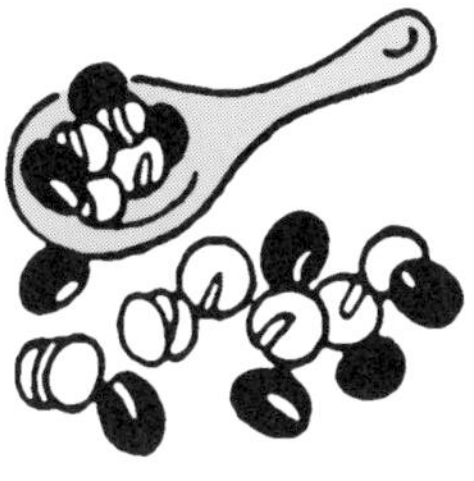

あせも・湿疹

梅雨時期に多い症状の1つがあせもや湿疹です。**どちらも体の水分代謝がうまくいっていない時に起きます。**

暑さや湿気が多くなっても汗をかける体になっていない時や、汗のかき始めによく起きがち。汗が出る場所を失って、あせもや湿疹になってしまうのです。

まずは、**しっかり汗をかくことが大切**です。本格的な暑さになる前であれば、買いもの時に長めに歩くなどして自然な発汗を促します。

クーラーや冷たいものの摂りすぎで体が冷えている場合は、温かいものを摂ったら、お風呂に入ったりして体の内側を温めましょう。

かゆみを増やすものが、生もの、冷たいもの、甘いもの、脂っこいものです。これらはできるだけ控えましょう。

特にかゆみが強く、赤くなってしまう場合は、熱も一緒にこもっていることが多いです。水分の代謝とともに発散されるはずの熱も体の中にこもってしまい、炎症＝かゆみになっているのです。

炎症を強めてしまう、辛いものや味の濃いもの（カレー粉など）、アルコール、カフェインは控えましょう。

7月
文月《ふみづき》

体の水分の総入れ替えの時季、暑さを上手に乗り切りましょう

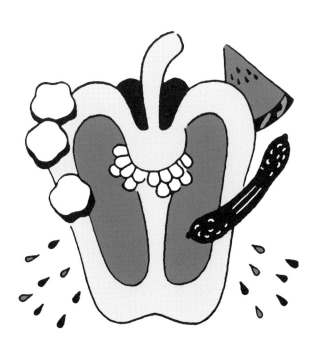

7月に入ると梅雨明けが迫り、1年で最も暑い小暑《しょうしょ》（7月7日頃）と大暑《たいしょ》（7月23日頃）を迎えます。この時期はとにかく暑さへの対処が必要で、しっかり汗をかくことが大切です。そして、この汗が体の水分の総入れ替えをしてくれます。体の芯からのデトックスだと思って、しっかり水分補給をしながら気持ち良く汗をかきましょう。

また、7月21日頃から夏の土用に入ります。土用に入ると胃腸も弱くなってきて、ますます疲れやすくなります。暑さに負けずに上手に暑気《しょき》払いしていきましょう。

おすすめの食材

ピーマン、パプリカ、きゅうり、ズッキーニ、穴子、イワシ、牛タン、スイカ、メロン、麦

7月の不調①

熱中症

◆軽度の熱中症にも注意

夏の暑さのことを東洋医学では「暑気《しょき》」といい、その暑さが体に悪影響を及ぼす場合には「暑邪《しょじゃ》」といいます。この暑邪に対応できなくなっている状態が熱中症です。

重症の熱中症は命を脅《おびや》かすようなものですが、実際には倒れるまでいかなくても、軽度の熱中症、プレ熱中症というべき症状の方が非常にたくさんいらっしゃいます。

暑邪に対応できずに出る不調といってもなかなか想像できないと思いますが、**微熱、頭痛、思考がまとまらない、目が赤くなる、喉の渇きが癒えない、喉が痛い、体がだるい、下痢、便秘、食欲不振、イライラ、寝つきが悪い、などがあります。**

軽度の熱中症は風邪とよく似た症状でもあるので、なかなか見分けがつきにくいです。

東洋医学では、**夏の臓器「心」は精神状態とも関係する臓器です。**暑さにうまく対処できていないと、熱が血管に入って精神を乱すと考えます。これと同じ状況が高熱により、意識が混濁したり、うわごとを言ったりする状況です。軽度の熱中症なので、考えがまとまらないくらいですみますが、熱中症が重症化すると意識を失ってしまうのです。

◆熱中症の予防は5月から！

5月の連休あたりから暑さに体を慣らし、汗をかける体づくりをしておきましょう。しっかり汗をかけるようになっていると、真夏になっても体に熱がこもって苦しいということが少なくなります。

上手に汗をかけない人は、体の中に入ってきた熱をうまく逃がすことができず、ちょっと暑いだけで、すぐに熱中症になってしまいます。

初夏のうちから、暑いからといってすぐに涼しい部屋で過ごしていませんか？　暑さを感じず汗をかかずに過ごしていると、いつまでたっても体が暑さに慣れません。

これが「季節と体にズレが生じている」ことなのです。

私たちの肌は、夏は汗をかくために汗腺が開いており、逆に冬は寒さから体を守るために汗腺が閉じています。夏は、触って肌がしっとり汗ばんでいるのが正常。もしサラサラなら、汗腺が閉じたままです。真夏になってから汗をかこうと思っても、体の準備ができていないと、そのまま熱中症になってしまうことが多いのです。

まずは少しずつでも汗をかくようにしましょう。すでに暑い時季に入っている場合は、涼しい時間帯に歩くのでもかまいません。

また、冷たいものの摂りすぎも禁物です。

汗腺を開かせるためには体の内側も外側も暑さを感じなければいけないのです。

◆「熱のこもり度」チェック

体の中に熱がこもっているか、以下の項目でチェックしてみましょう。1つでも当てはまれば熱がこもっているので養生をして熱中症予防をするようにしましょう。

- ☑ 暑くても汗が出ない
- ☑ 喉の渇きが取れない
- ☑ 喉が痛い
- ☑ 目が充血している
- ☑ 頭痛がする
- ☑ 頭や顔がほてる
- ☑ 胸のあたりがソワソワする
- ☑ 吐き気がある
- ☑ イライラする
- ☑ 頭がぼーっとする
- ☑ 大便が乾燥する
- ☑ お小水の色が濃い
- ☑ 睡眠が浅い
- ☑ 寝苦しい
- ☑ 体がだるい

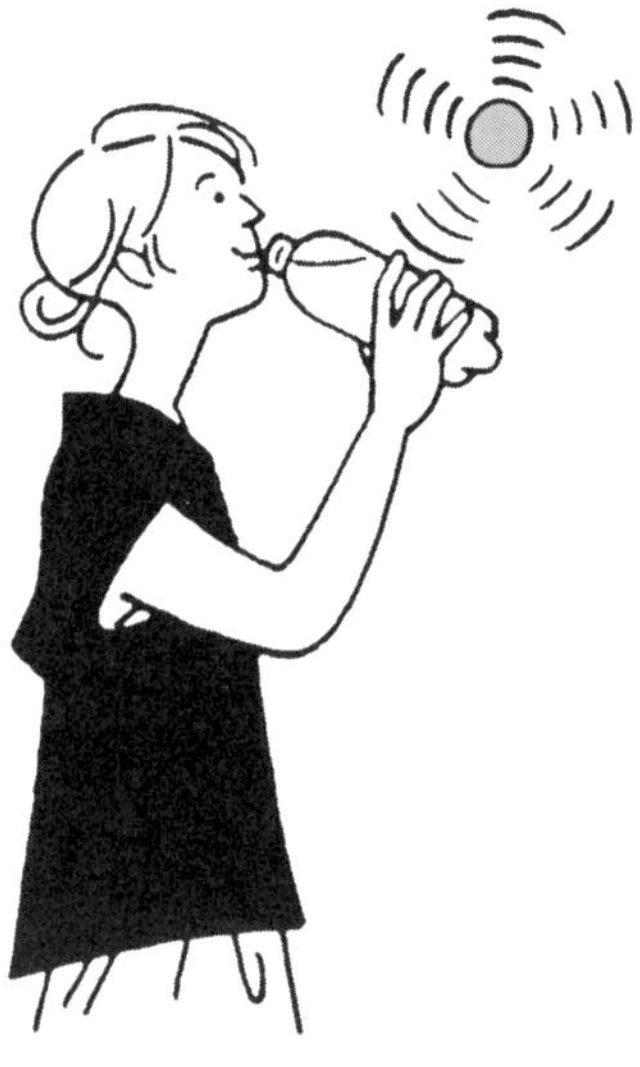

熱中症予防の養生

熱中症予防というと、冷たいものをとって水分補給すると思う方も多いでしょうが、一番大切なのは**「体の熱を冷ます食材を摂ること」**です。

よく「夏野菜は体を冷やす」といいますが、まさにこれのこと。熱い季節は夏野菜の体の余分な熱を取る力を借りて乗り切るのです。

その中で特におすすめしたいのが「トマト」です。**トマトは、「生津止渇《せいしんしかつ》」「清熱解暑《せいねつげしょ》」といって、体の潤いを補って渇きを止め、熱を取って熱中症を予防するという効果**があります。

暑さを感じてきたら、必ず毎日1個は食べましょう。トマトジュースでもOKです。

また、**猛暑日になってきたら、苦瓜とスイカも摂ると良い**です。苦瓜、スイカは最も冷やす食材。苦味のあるものは気をおろす作用もあり、のぼせた症状に最適です。スイカは「天然の白虎湯《びゃっことう》」ともいわれ、一番体の熱を冷ますものという意味です。**暑さで目が充血する、頭がぼーっとする場合は頭に熱がこもっているので、苦瓜やスイカを積極的に食べて体にこもった熱を取る**ようにします。

一方で、まださほど暑くない時期にたくさん食べたり、胃腸や体が冷えやすい人は、苦瓜、スイカの冷える作用によって体が冷えすぎてしまうことがあるので注意しましょう。

◆喉の渇きが取れない時

水分を摂っても喉の渇きが取れないのは、体の潤いが不足しているから。東洋医学でいうところの陰のことです。これが汗とお小水の元になります。水分補給だけでは賄《まかな》えない体の内側の潤い、これが少なくなると、簡単に熱中症になりやすくなります。

トマトは暑さも取りつつ、体を潤すものなので、渇きが取れない時にもおすすめです。**スイカやメロン、マンゴーなど、夏の果物も体の潤いを増し、喉の渇きを取ってくれます。**5月の不調②口や喉の渇き（P92）も参考にしてみてください。

逆に湿気が多い体質の人は、「痰湿」がたまりすぎて、水分を巡らせる通り道がふさがって喉の渇きが強くなることがあります。このタイプは、喉の渇きがあるのに体がむくんだり、鼻水や痰が多かったりします。まずは、6月の不調①夏バテ・食欲不振（P96）を参考に湿気をためるものを控えましょう。

◆汗が出なくて暑さが取れない時

発汗がうまくできないと、暑さが体の中にこもって苦しくなることがあります。

特に1日中冷房の中にいると、体表が冷えて汗が出にくくなってしまいます。そんな時は発汗するものを少し加えると良いです。**暑さを取るトマトなどの夏野菜に、生姜やカレー粉などのスパイスを加えて一緒に摂る**のがおすすめです。

また、**胃腸の冷えがあると発汗できず、体の中に熱がこもってしまいます。**日中、外にいる時はある程度、冷たいものを摂っても大丈夫ですが、**涼しいところでは温かいもの、少なくとも常温以上のものを摂る**ようにしましょう。温かいものを食べて発汗を促すと暑さが引いてくることも多いです。

発汗がうまくできない時は、体の熱をお小水で逃がしてあげることも必要です。特に湿気が多い時期は汗をかきにくく、体もむくみやすいので、利尿作用を促しておくと体も楽になりやすいのです。**スイカやメロン、冬瓜の他にとうもろこし（ひげ）、小豆、インゲン豆などでお小水を出しやすく**してあげます。

なお、緑茶やコーヒー、ビールなども利尿作用を高める食材ですが、利尿作用が上回って脱水症状になることがあるので要注意。

また、胃腸を疲れさせることが多いので、夏バテの原因にもなりがちです。

これらを飲む場合は、水分補給は別にきちんとしておきましょう。

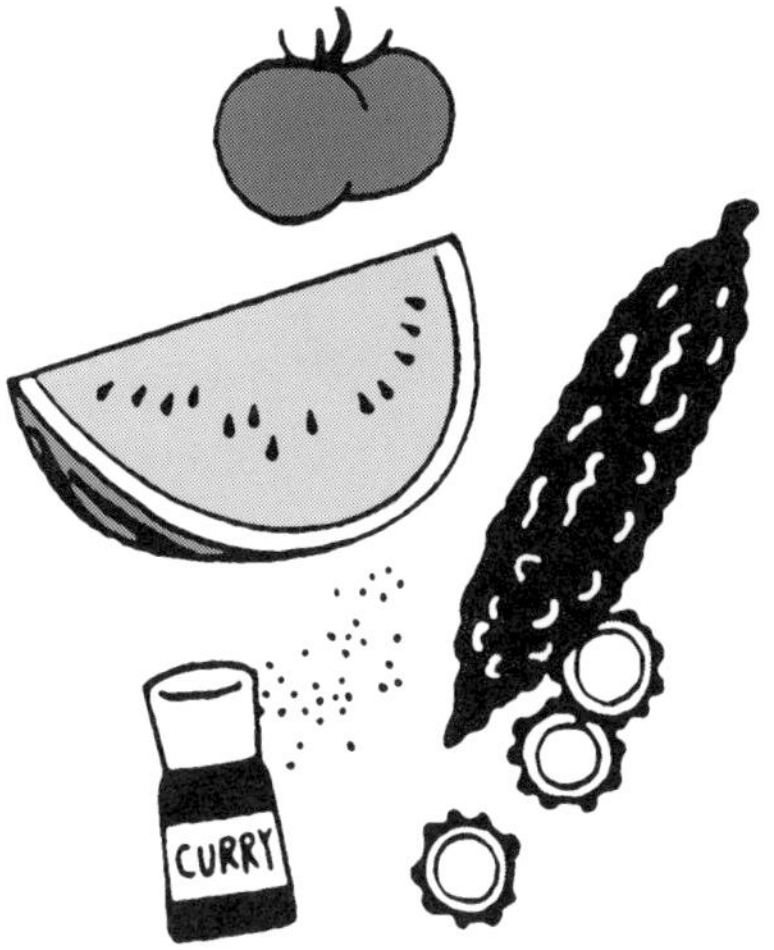

7月の不調②

冷房病

◆体の芯まで冷やさないようにする

夏、特に女性に多いのがクーラーによる冷えです。手足の冷えやお腹の冷え、体のだるさなどが起きやすいです。

東洋医学では、夏は自然界の盛んな陽気を体に取り込み養生する時期です。これは日差しや暑さを受けて植物が大いに繁茂するように、体も日差しや暑さを受けて活性化させるのが良いということ。全身の熱と水分の循環がフル稼働となるのです。7月の不調①熱中症（P106）でもお伝えしましたが、体の内側が冷えていると、体は冬だと勘違いします。同じように、クーラーの中にいると体表が冷えて、体が冬だと思ってしまうのです。そして外に出ると暑いので、体はパニック状態で、冷えだけでなく、だるさも起きるのです。

東洋医学には「冬病夏治《とうびょうかち》」という言葉があります。「冬の病を夏に治す」ということ。冬の病というのは、例えば冷え性や腰痛、気持ちの落ち込みなどです。

これらは実は夏の過ごし方が悪いと悪化しやすいもの。さらにいうと、花粉症やアトピーなどの皮膚の不調も夏の冷えが原因になっていることがあります。

冷房病の養生

◆温かいものとスパイスで冷え取り

涼しい場所にいる時は温かいもの、少なくとも常温以上のものを飲むようにしましょう。体表に寒さを感じている上に、体の内側まで冷やしてしまうと、体は完全に冬になってしまいます。

食事も温かいものを摂るようにします。夏野菜も加熱して摂るのがおすすめです。例えば、冷やしトマトではなくトマトスープにすれば、夏の余分な暑さは取りつつ、体を必要以上に冷やすことがありません。

冷えすぎて汗が出にくくなっている場合は、**カレー粉など発汗作用のあるスパイス**を追加すると良いでしょう。なすの煮浸しもちょっとぬるいくらいが良く、**シソや生姜**を加えれば、消化力を高め、発汗作用を高めてくれます。夏の冷えや冷房病だというのにアイスコーヒーやビール、アイスクリームを摂っている人がいると思いますが、これは自ら冷えをつくっているようなものです。外から帰ってきてすぐは冷たいものが欲しいと思いますが、最初の一杯までにしておきましょう。

◆1日の冷えはその日のうちに解消

冷房病はいわゆる自律神経の乱れですが、**東洋医学的にいうと陰陽バランスが乱れている状態。夏なのに体が冷えているという**

こと。

熱中症にならないためにクーラーは欠かせませんが、少なくとも1日に1回は外に出る時間帯をつくると良いでしょう。できれば汗もかけると良いです。

クーラーの中にいる時は、できるだけ体表に直接冷風が当たらないようにします。冷風が体表に当たると汗腺が閉じてしまうからです。よく汗を早く引かせたいから、とクーラーの真下にいる人がいますが、これこそ冷房病と熱中症の原因です。汗をかかなければ体の熱感は取れません。また、汗腺から体の内側にダイレクトに冷えが入るため、冷え性の原因となるのです。

冷え性の自覚がある人は、羽織るものなどを用意しておきましょう。お腹が冷えると食欲不振の原因にもなるのでお腹にハンカチを被せておくのも良いです。

また、汗をかいたままにせず、汗を拭くか着替えるようにしましょう。

1日の冷えが取れていないと感じたら、ぬるめのお湯で結構なので入浴して体の冷えを取っておきましょう。入浴後にさっぱりするには重曹系の入浴剤がおすすめです。また、ミント系のものは、体表の熱を取る作用もあるので、入浴後もすっきりしやすいです。

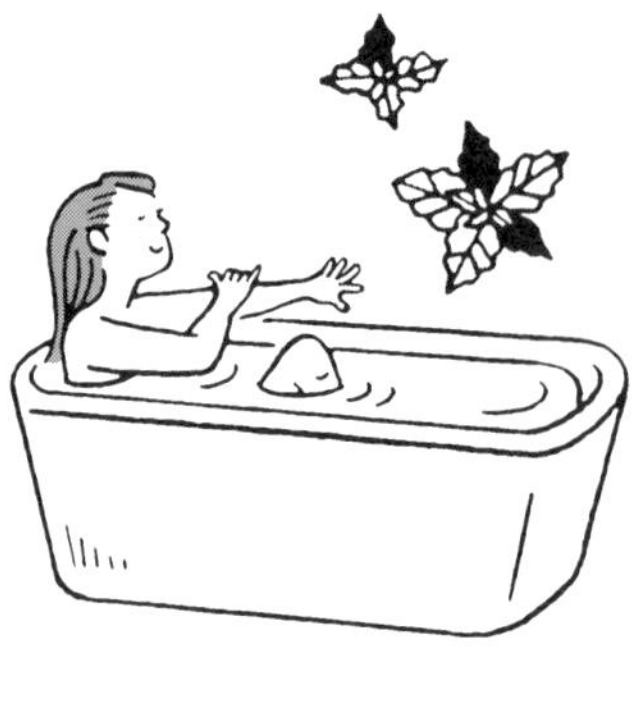

夏の不眠と午睡

真夏になると多くなるのが睡眠の不調。熱帯夜が続くと睡眠不足になりがちです。夏は体力を消耗する季節なのでできるだけ睡眠は確保したいところ。また、睡眠不足は熱中症のリスクが高まるので、できるだけ質の良い睡眠が取れると良いです。

東洋医学で夏は「心」という臓器が疲れやすく、睡眠にも関係します。「心」に夏の暑さがこもってしまうと、「心熱《しんねつ》」といって、胸のあたりがソワソワしたり、暑苦しくなったりして眠りにくくなります。

これは夏の暑さで体にこもった熱が十分に取れていないことが原因。夕食時にトマトやきゅうり、苦瓜など夏野菜をたっぷり摂ると、体がクールダウンして眠りやすくなります。それでも足りなければ、夕食後にスイカを食べてください。

また、夏は昼寝もおすすめです。「心」の負担を和らげ、体力を回復させてくれます。特に、午前11~午後1時は東洋医学では「心」が回復する時間帯です。涼しいところで目をつむって過ごすだけでも体の疲れが取れてきます。

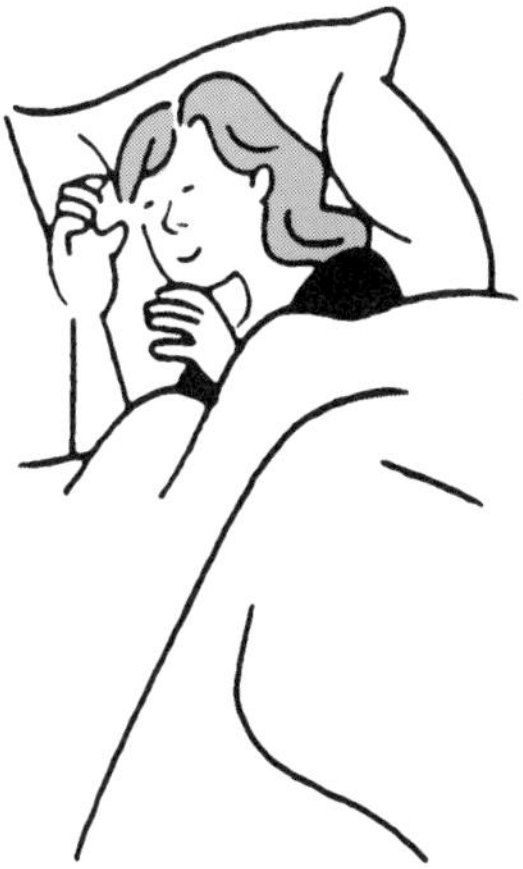

夏のツボ養生

体にたまった熱や湿気を逃がすツボを紹介します。夏の暑さ対策に取り入れてみましょう。

夏のツボ❶

通里《つうり》　熱中症対策・熱を逃がすツボ

　熱中症対策のポイントは、体にたまった熱を逃がしてあげること。夏の暑さによる熱は血管にたまり、その熱が全身に回って熱中症になります。その熱を外に逃がすためのツボとして、通里が効果的になります。

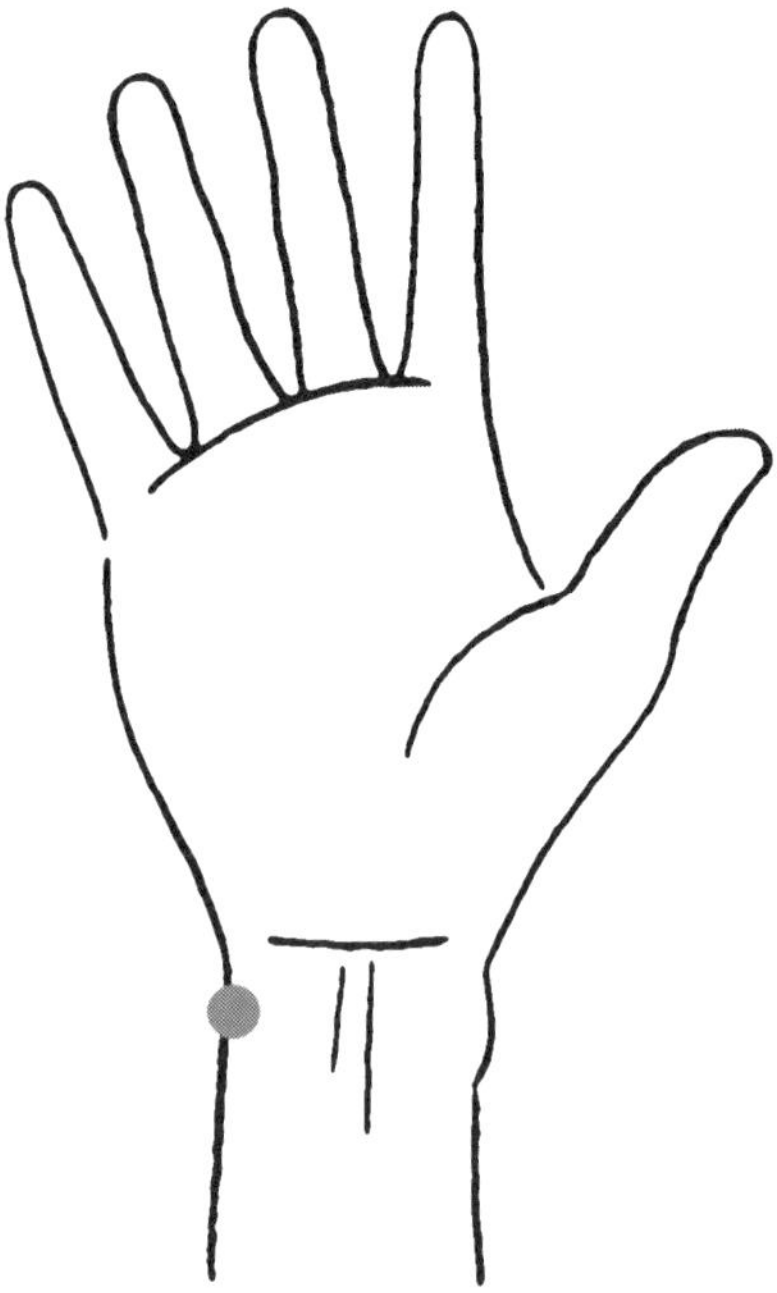

◆押し方
手のひら側、小指側にある手首のシワの親指1本分下のところをやさしく弱めに押します。

3~5秒
×
3~5回

反対側も同様に

夏のツボ❷

陽谷《ようこく》 熱中症対策・熱を逃がすツボ

中医学では、陽谷のツボの性質を「清熱《せいねつ》」といい、熱を冷ますという意味です。この陽谷は細い血管に対応しています。熱中症の場合、末梢の血管対策も重要になるので、陽谷を使って熱を解放していきましょう。

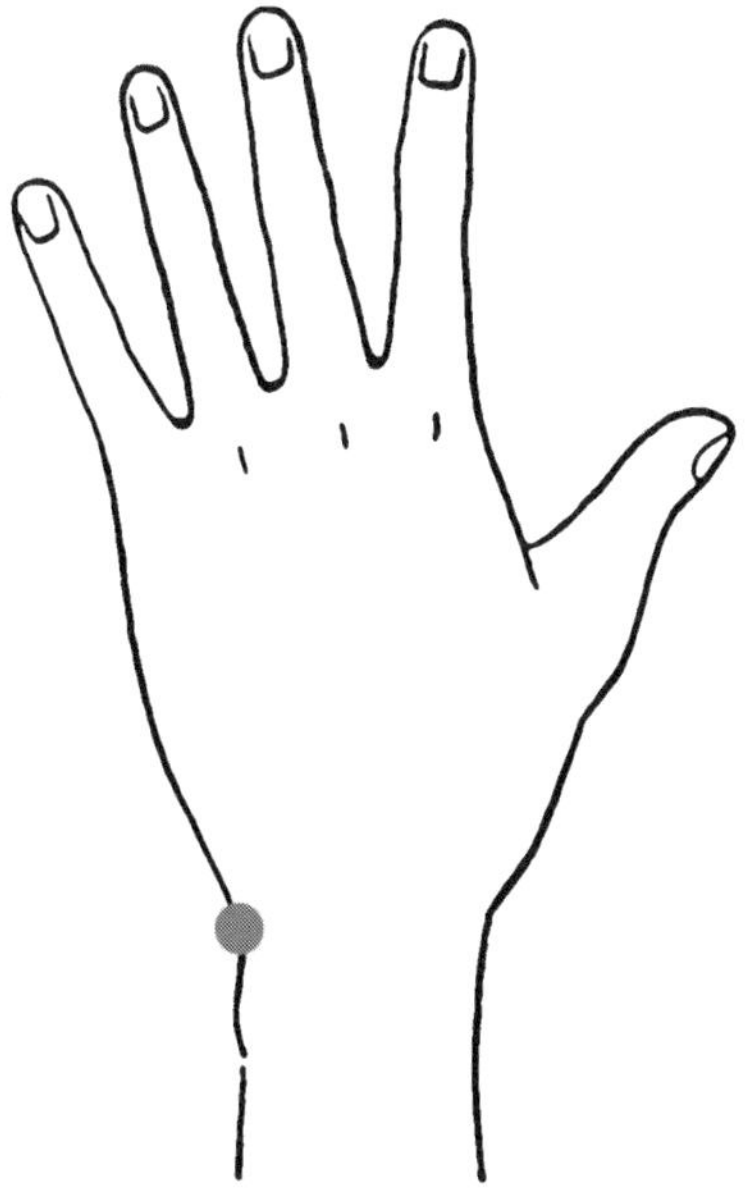

◆押し方
手の甲側、小指側で、手首にある骨の出っ張りの上のへこみをやさしく弱めに押します。

3~5秒
×
3~5回

反対側も同様に

夏のツボ❸

合谷《ごうこく》 肺・大腸を元気にして水分代謝をアップ

梅雨の時期は湿気が体にも入ってくると東洋医学では考えています。肺は体に流れる気というエネルギーをつくる場所。湿気を外に出すために肺と大腸につながるツボを使うと効果的です。

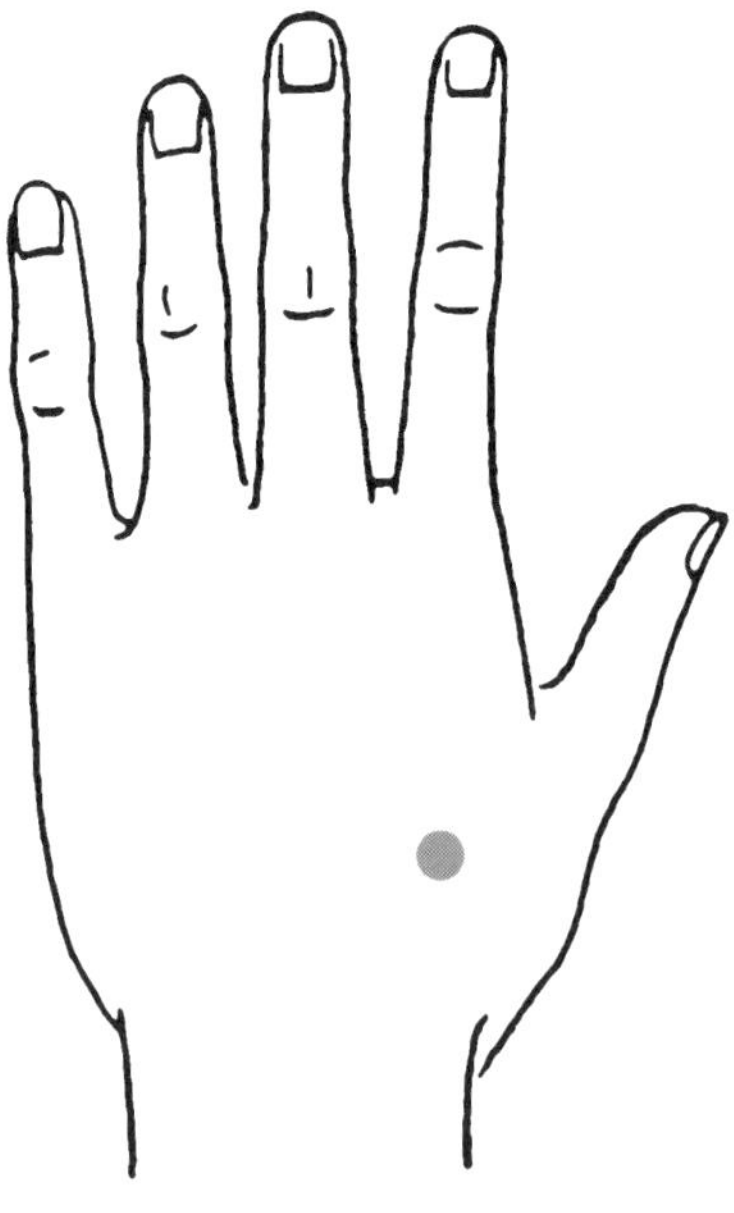

◆押し方

親指と人差し指の根本のあたりを気持ちがいい圧で、持続的に押します。

5~10秒 × 3~5回

反対側も同様に

秋の薬膳養生

8月

9月

10月

秋の特徴

秋

立秋（8月8日頃）からの3か月

季節の特徴

「収斂《しゅうれん》」

植物でいえば、繁茂していた葉を少しずつ落とし、実に集約させていくさま。余分なものを落とし、必要なものを育てていく時期です。

主な邪気

燥邪《そうじゃ》

疲れやすい臓器や体の部位

肺、大腸、皮膚、鼻、喉

起こりやすい不調

から咳、喘息《ぜんそく》、疲れやすい、やる気が出ない、便秘、皮膚の乾燥

食養生のポイント

・白色のものを食べる
・秋の前半は余分な熱を取るようにする
・体や粘膜の潤いを増すものを摂る
・気力・体力を補うものをよく摂る

生活の注意

・夏の疲れを早めに解消する
・便秘にならないようにする
・五感を楽しませる

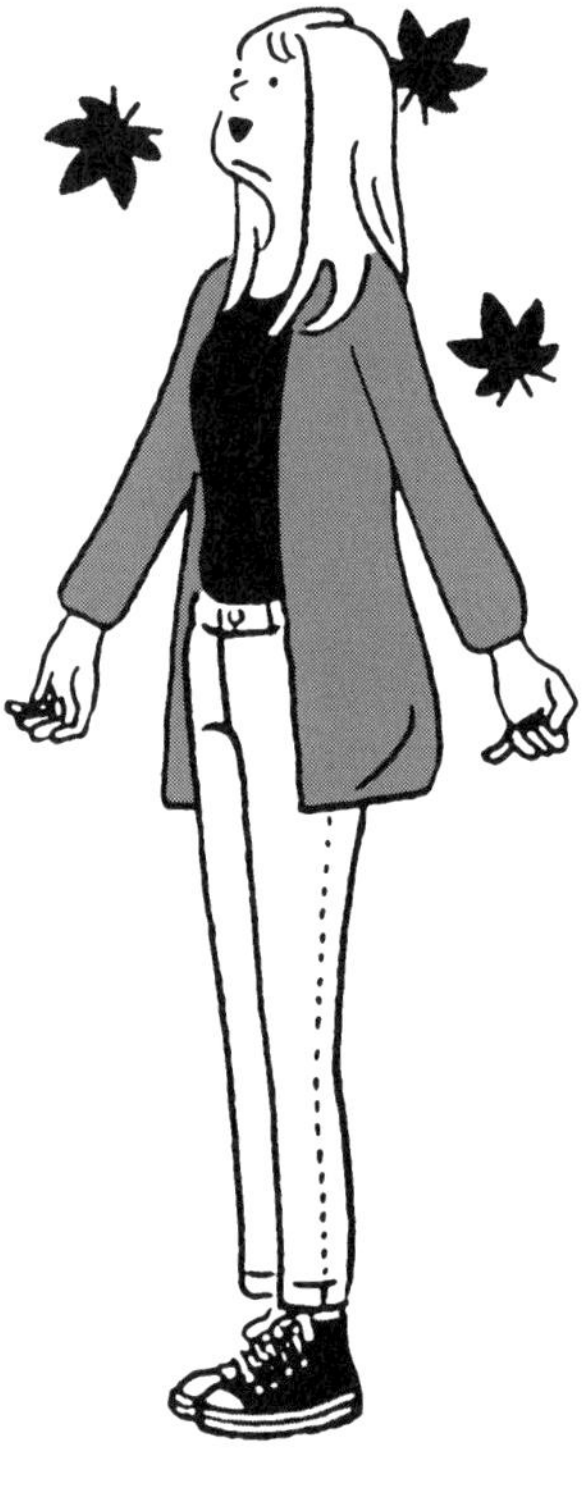

秋に食べたい食材

「肺」を潤すもの
山芋、白キクラゲ、ゆり根、れんこん、いちじく、柿、梨、バナナ、りんご、ぎんなん、アーモンド、杏仁豆腐、はちみつ
潤いを増して乾燥を防ぐもの
白キクラゲ、エリンギ、ほうれん草、梨、イカ、豚肉、豚の皮、ごま、乳製品、ナッツ類
気を補うもの
米、山芋、さつまいも、かぼちゃ、きのこ、ぶどう、イワシ、カツオ、鮭、肉類、味噌、甘酒

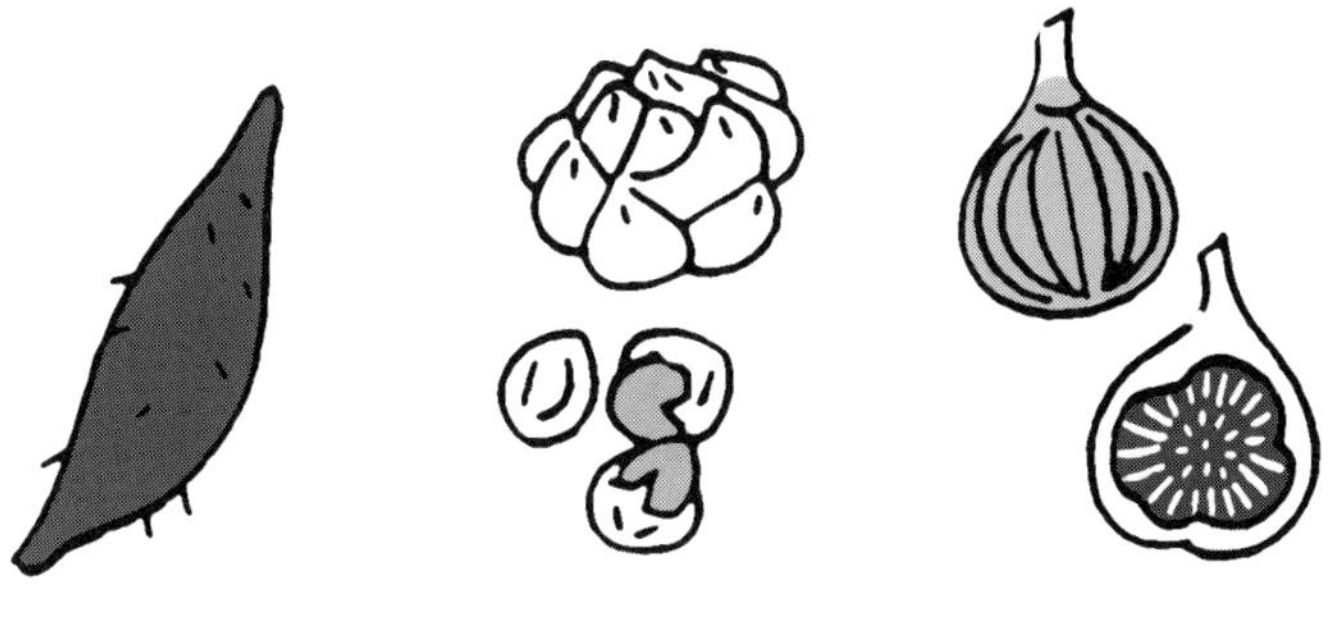

秋の養生とは？

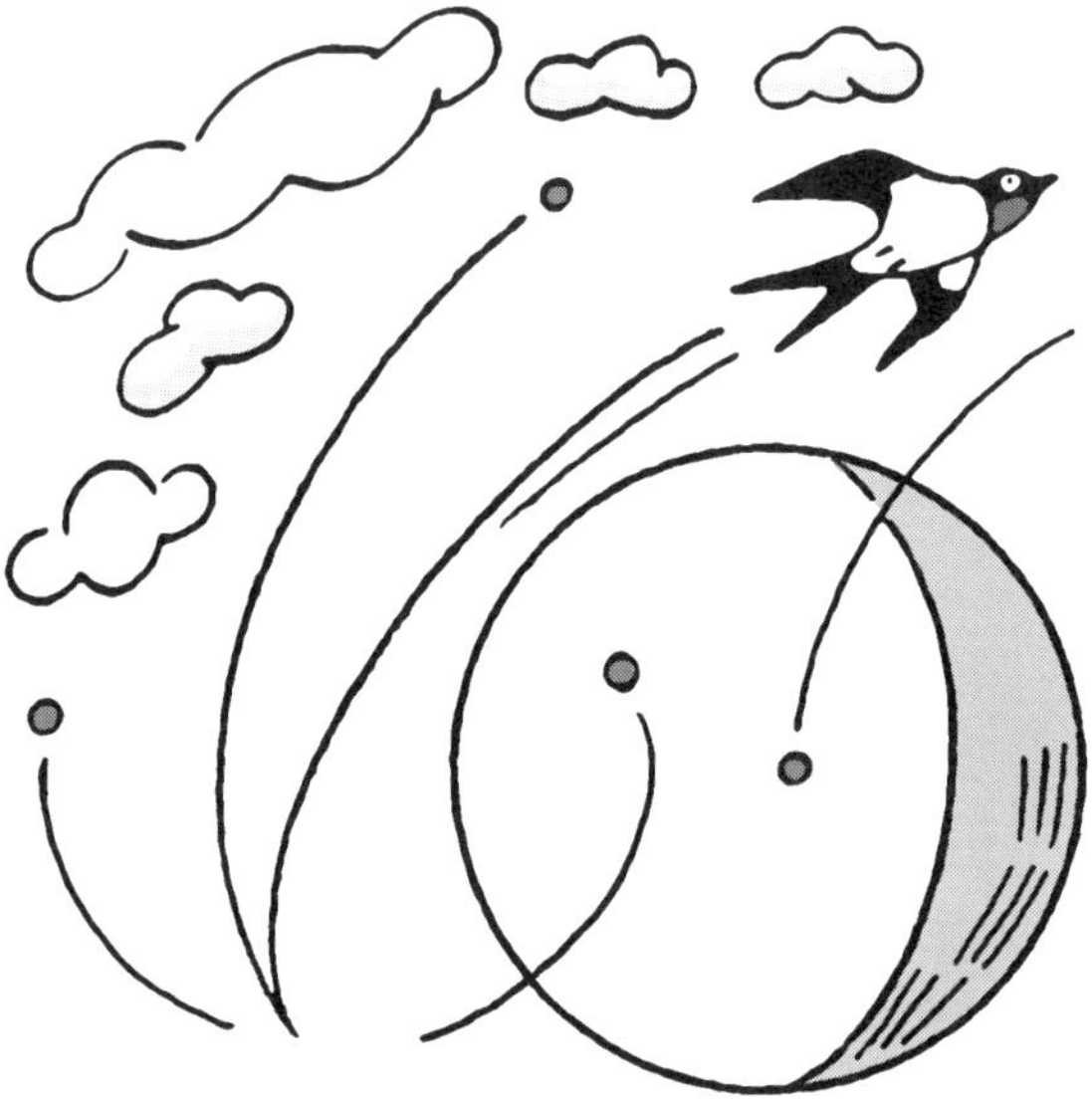

8月8日頃に立秋《りっしゅう》を迎え、暦の上では秋になります。この頃から夜の風が少しずつ変わってきたり、虫の種類が変わってきたりします。

秋は「収斂《しゅうれん》」といって、余分なものを落とし、必要なものを育てていく時期です。木が余分な葉を落とし、実にエネルギーを集中するのと同じです。

秋の前半は、残暑に対応しながら夏の疲れを回復させる時期になります。後半に入ると冬に向けた準備期間。寒さや乾燥の季節に対応できる体の素地づくりになります。秋に気力・体力をしっかり補っておくと、他の季節の負担が軽くなってきます。

◆秋の臓器は「肺」

秋は「肺」に負担がかかる時季です。「肺」は呼吸器全般に関係するところと考えるので、喉や鼻なども「肺」の中に含まれます。

例えば、気管支喘息《ぜんそく》がある人は秋に症状が出やすくなります。逆に「肺」が弱い人は秋にしっかり養生することで、効率的に体調を底上げすることができます。

私たちのエネルギー源の1つは、呼吸によって得られる酸素です。「肺」は呼吸することで空気を吸い、体に酸素を取り込みエネルギーへと変換します。昔の人はこれをイメージで捉えていたので、「肺」から気を養うと考えたのでしょう。

気力が湧かない人、元気がない人はこの気が不足しています。秋は気を補うのに良い時季で、その根源となるのが「肺」。「肺」を元気にすることで気力と体力の充実を図ることができます。

秋は夏の疲れを回復させ、しっかり気を補う時季です。夏の疲れを引きずってしまうと慢性疲労になります。

なお、「肺」は大腸や皮膚と関係するので、秋は便や肌の不調が出やすいです。

秋

◆秋の邪気は燥邪《そうじゃ》

「燥邪」とは乾燥のことです。カラッと清々しくなるのは良いのですが、必要以上に乾いてしまうと必要な潤いまで奪われてカサカサになってしまいます。

秋の前半と後半で、この燥邪の現れ方が異なります。

秋の前半、8月や9月に外気の乾燥を感じる人は少ないと思います。**秋の前半は体の外側ではなく、内側の乾燥に気をつけたい時期**です。夏にたくさん汗をかいて、体の潤いをかなり消耗していることが多いです。**喉の渇きや痛み、張り付き、目の赤み**などを感じることもあります。夏の暑さで消耗した潤いを、まずは回復させることが秋の前半の課題になります。

後半になるとさわやかな気候になり、外気の乾燥も強くなります。**手指の乾燥を感じる人が増えてきたり、喉の乾燥を感じたりする人も出てきます。**涼しさも感じるようになる頃で、活動しやすい時期になります。秋冬は乾燥の強い季節ですから、この頃から皮膚の状態も変化し始め、外側に皮脂が出てきて、体の潤いを守る対策も重要になってきます。

◆秋の食養生

秋の色は白です。白い食材は秋の体調を整えるものが多いです。
「肺」は、潤っている状態が好きな臓器。**乾燥を嫌うので、「肺」を潤して元気にしてくれるものを積極的に摂ります。**また、肺だけでなく、**皮膚や大腸なども乾燥を嫌うので、秋の乾燥から防ぎ、体を潤してくれるものをよく食べる**と良いでしょう。

なお、乾燥を進めてしまう、辛いものや利尿作用の強いものの摂りすぎに注意しましょう。喉や鼻、皮膚、便の乾燥があるようであれば、生姜や七味唐辛子は控えた方が良いです。水分を緑茶やコーヒー、アルコールで摂っていると、どんどん潤いは不足してしまいますから、水分は別に摂るようにしてください。

また、**米などの穀類、山芋、里芋、さつまいもなどの芋類は気を補うもの**なので積極的に摂りましょう。新米の時季でもあり、ご飯がおいしくなる時です。**お通じを良くする発酵食品や食物繊維も多めに摂りましょう。**

夏の暑さが落ち着いてだんだんと過ごしやすくなるのが秋です。夏からの体力回復のためにも「食欲の秋」を楽しむと良いです。

◆秋の生活養生

秋は収斂の季節ですから、引き締まってくることが大切。**涼しさを感じて汗腺が徐々に引き締まってくると、寒さに対応した肌へと変化**してきます。そのためにはあまりにも早く秋服を着たりしないことです。

ただし、朝夕の寒さには無理をしないことです。**秋は「肺」の季節で、呼吸器が乾燥しやすい時季で、喉のカゼが多くなります。**8月あたりから、寝冷えをして喉が痛くなる人が増えてくるので、気をつけましょう。

暑さが一段落すると、センチメンタルな気分になることもあります。**秋の臓器「肺」は「悲」という感情に関係**し、うまく肺気を養えていない時に起きがちです。

また、芸術の秋、行楽の秋、読書の秋、食欲の秋などといいますが、**五感を刺激し、感性を豊かにすることは気を養う**ことができます。

なお、「肺」は寝る姿勢が多いと弱ります。休みの日は、ずっと寝転んでいるよりも、きれいな空気を吸って「肺」を元気にしましょう。

8月
葉月《はづき》

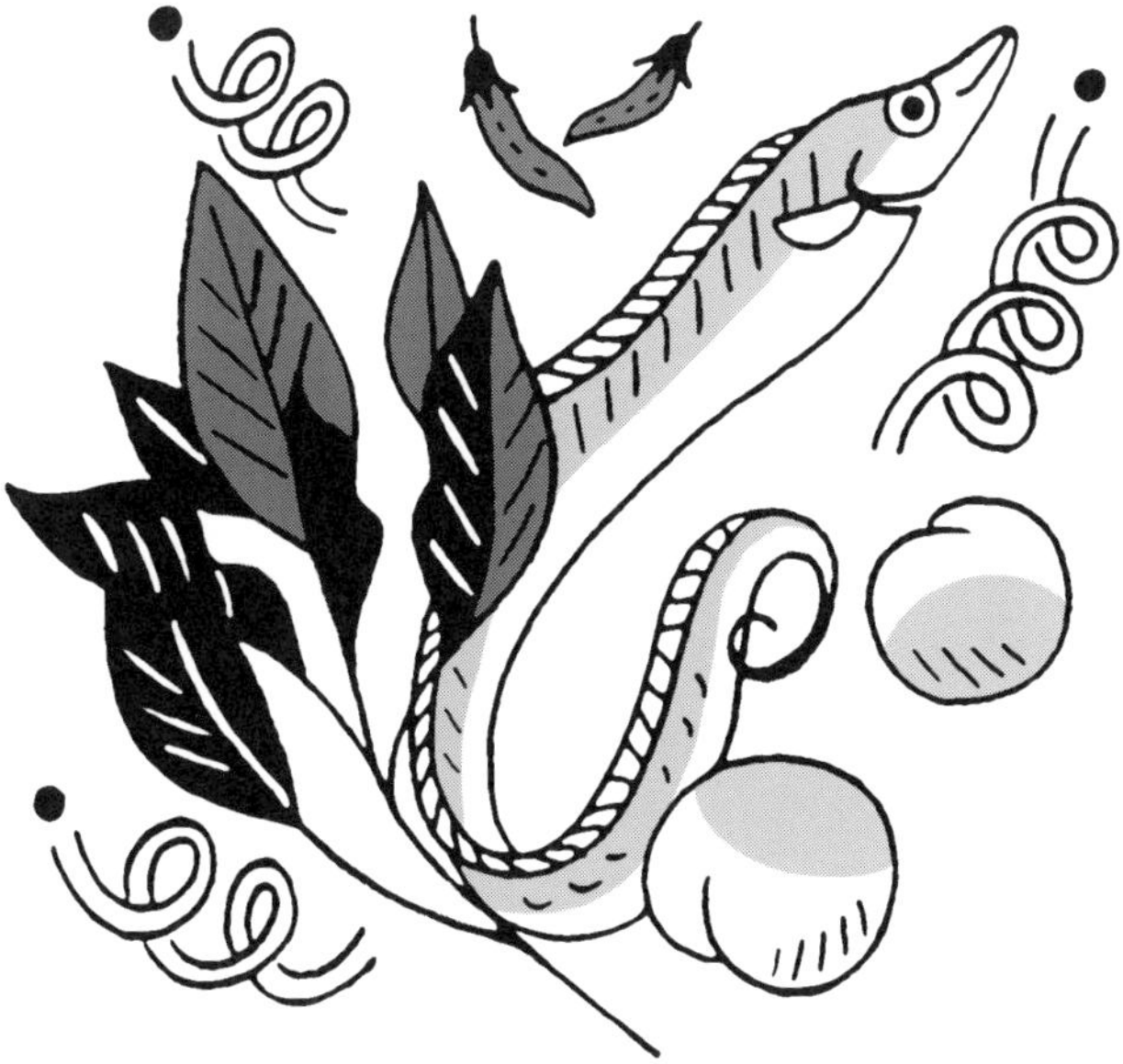

残暑への対策と秋の準備期間

一番暑い盛りと感じる8月の初めに、暦の上では秋となる立秋（8月8日頃）が訪れます。おそらくほとんどの人は実感がないと思いますが、夜には少しずつ秋の気配が訪れ始める頃です。ヒグラシが鳴き始めたり、雲が高くなったりと、ほんの少しずつ変わり始めるのがこの頃です。処暑（8月23日頃）の頃になると、秋の気配を感じる日が出てきます。台風も増えてくるでしょう。

暑さももうひと息。残暑を乗り切りつつ、秋の体づくりの準備期間になります。

おすすめの食材

なす、しし唐辛子、冬瓜、つるむらさき、モロヘイヤ、サンマ、タチウオ、酢、梨、桃

8月の不調❶

頭痛・肩こり

◆瘀血を解消することが大切

頭痛・肩こりの原因はさまざまですが、夏の暑い時期から9月頃までに多いのは、実は暑さによるもので、熱中症の症状だったりすることもあります。

頭痛や肩こりの原因となる瘀血は、暑さによって血液が煮詰まった状態です。

恐ろしい話だと思うでしょうが、液も体も暑さで、ジャムを鍋で煮詰めるように水分が失われてドロドロとしてしまうのです。そして、頭や肩の血流が滞って痛みを発生させます。

その原因は大きく分けると2つ。

1つめは、暑さがこもってしまうため。
2つめは、潤いが不足しているため。

鍋で考えると、火が強くて煮詰まったというのが前者、鍋に入っている水が少なくて、すぐに煮詰まったのが後者です。両方起きていることもあるので、瘀血を解消するものを摂りつつ、両方の対策をすると早く症状が解消しやすいです。

なお、東洋医学で瘀血というのは、血管系の病気や婦人科疾患、老化など、いろいろな病気や不調の原因になるものです。

　何らかの理由で血流が悪くなってしまったり、老廃物が多くなって流れが滞ったり、水たまりのようにどこかに取り残されてしまった血液があったり。そういったうまく流れてくれない血液のことを瘀血といいます。

　頭痛や肩こりのように、こりや痛み、重さを感じるものが瘀血の症状では多いです。

　夏の暑さによる影響もあるので、残暑対策もしつつ、瘀血を解消してあげると痛みが和らいできます。

頭痛・肩こりの養生

◆瘀血を解消してくれる食材

　頭痛や肩こりがない人でも8月くらいになると暑さにより瘀血が増えています。水分補給は怠らないように気をつけながら、食事でも瘀血の解消をしておくと頭痛や肩こりの予防になります。

　残暑の時季におすすめなのが、**なすや青魚（サバ、サンマ、イワシなど）**です。夏に引き続き、**トマト**は食べてほしいもの。**玉ねぎや酢にも瘀血を解消する働き**があるので、南蛮漬けやピクルスなどを摂ると、疲労回復になって良いです。他に、**黒キクラゲ、納豆、**

桃もおすすめです。

◆暑さがこもっている瘀血

体の中に暑さがこもっている場合は、できるだけ早く血液の熱を冷ましてあげることが大切です。

体の熱感が取れない、顔がほてる、目が充血する、微熱がある、夜に手足が熱くて眠れない、胸がソワソワして暑い、暑くてイライラするといった症状が多いと、体に暑さがこもっていることが多いです。

7月の不調①熱中症（P106）の熱を冷ます食材、トマトや苦瓜、スイカなどのウリ科の食材をできるだけたくさん食べると良いです。

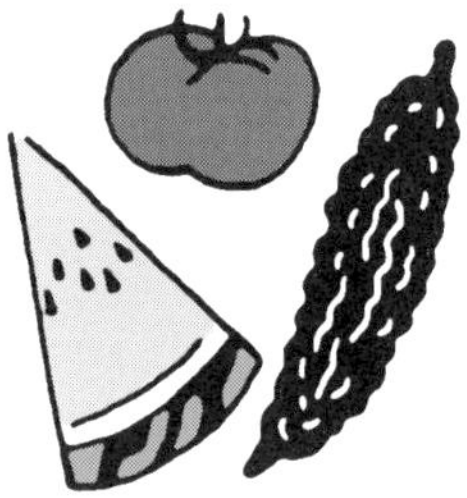

特にトマトは、瘀血を解消しつつ熱を冷まし、体に潤いを補給してくれる食材です。夏に暑さを感じて頭痛になりやすい人は、トマトジュースを常備しておくと良いでしょう。

◆潤い不足の瘀血

体の水分、潤いが少ないと、ちょっとした暑さでもすぐに血液が濃くなって瘀血になってしまいます。水分補給が十分にできていない時、大汗をかいた時などは、この状態になりがち。汗の量と補給する水分量のバランスが取れているかどうかがとても大切です。

水分の補給量が足りているかどうかは、お

小水の色を見ます。お小水の色が薄い緑茶よりも濃ければ、水分不足です。

喉の渇きが強い、喉が痛い、から咳、便が乾燥するといった症状も多いです。

スイカ、桃、ぶどう、梨など、この季節の果物は水分量が多く、体の熱を冷ましたり、喉の渇きを潤したりするものが多いです。食後や間食で水分補給も兼ねて果物を取り入れても良いでしょう。トマトやズッキーニ、豆腐もおすすめです。

私たちの体は潤いを蓄える力がありますが、年齢とともにその蓄える力は失われていきます。肌だけでなく、全身の潤いが失われていると保水力が乏しくなっていることが多いのです。

水分を補給するだけでなく、一緒に保水力を高めるものを摂ると良いです。甘酸っぱい味には、潤いを増す作用と汗のかきすぎを防ぐ作用があります。レモネードや梅ジュースなどで水分補給すると良いでしょう。また、日常的に豚肉やキクラゲ、人参、ごま、イカ、タコなどをよく食べておくと良いです。

ビールやコーヒーは利尿作用が強く、水分のうちに入りませんので、別に水分を補給するようにしてください。

汗のかきすぎで気をつけたいのが貧血です。実は汗は血液からつくられます。

発汗量が多い場合には、血液も一緒に失われていることが多いので、貧血になっていることもあるのです。

逆に貧血の人はすぐに暑さで瘀血になりやすいので要注意。

夏場に頭が空洞になった感じでぼーっとするような頭痛が起きている人は、貧血の可能性もあります。**水分補給とともに血液を増やすレバーや赤身の肉・魚もしっかり食べるようにしましょう。**

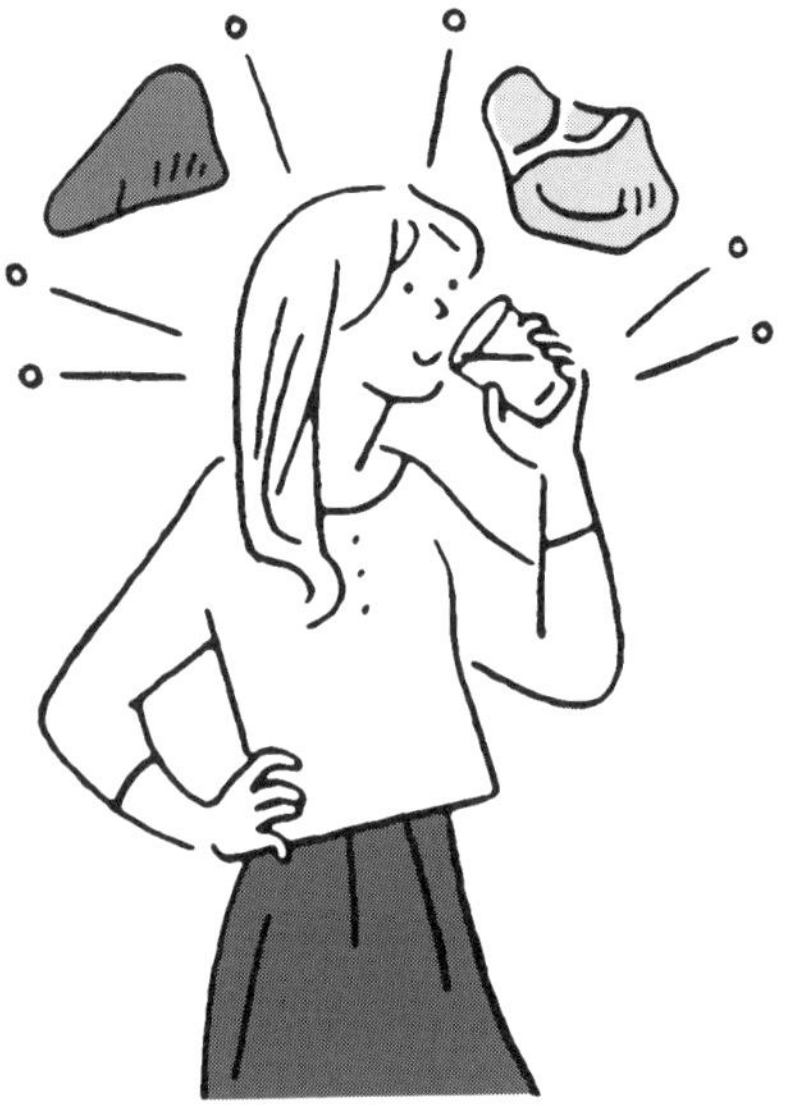

痛みやこりで注意したいこと

血液の水分不足で起きている肩こりでは、筋肉の潤いも少なくなっています。イメージとしてはビーフジャーキー状態です。暑い時季の足などの筋肉のつりも同じ原因が多いです。この場合、無理にもんだり、強くマッサージしたり、痛くなるまでストレッチをしたりすると、余計にこりや痛みが強くなることがあり、筋肉を傷めることがあります。

この時季に限らず、肩こりや首の痛みは自己判断でもまない方が早く治ります。痛みが出ている場合は無理なストレッチも禁物です。気になる場合はやさしくさするだけにしましょう。

8月の不調②

喉の痛み・口内炎

◆体の熱が上昇して喉が痛む

夏の暑さが体の中にこもったままになっていると起きてしまう症状の1つが、喉の痛みや口内炎です。

熱は上の方にたまりやすい性質があり、熱がこもった時の症状は体の上の方、頭部に集中します。

喉の痛みは熱中症で出やすい症状の1つです。熱はこもると水分や潤いを蒸発させる性質があります。体の中も熱がこもったことによって、喉の粘膜が乾燥してしまい、喉が痛くなるのです。

夏の暑さと秋の夜の冷えなどの影響で、秋の臓器「肺」の一部である呼吸器系の乾燥が進むのです。

この時期の喉の痛みには、ミントやオリーブ、いちじく、梨が良いです。粘膜を強くするかぼちゃやはちみつなども良いでしょう。

また、7月の不調①熱中症（P106）にある、熱を冷ますものもよく食べてください。

熱がこもった時の喉の痛みは痛みが強く出ることが多く、冷やすと気持ちいいと感じます。同時にから咳が出ることも多く、カゼだと思う人も多いです。この時にカゼ薬を飲んだり、早くカゼを治そうと体を温めたりすると、悪化したり、長引いたりする人が多いです。熱を取る食材を摂ってすぐに喉の痛みがひけばカゼではありません。

逆に、喉の痛みを放置することで本格的な喉カゼになることも。その対処は10月の不調①から咳（P147）を参考にしてください。

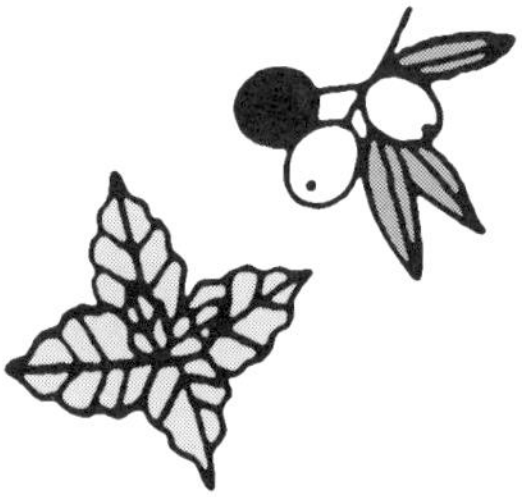

◆口内炎は胃の粘膜の潤い不足から

夏の暑さがこもったままになっていると、喉からつながる口の中も炎症が起きやすくなります。

夏の暑さで粘膜全体が潤いを失ってしまい、胃の粘膜も潤いが不足し、熱を冷ますことができず、炎症になるのです。食べすぎた時に口内炎ができると思いますが、東洋医学では「胃熱」といって、胃に熱がこもっている状態と考えます。

潤いというのは陰、暑さというのは陽です。この陰陽のバランスの崩れと考えれば良いでしょう。

人によっては舌炎（舌の口内炎）になる人

もいると思います。これは夏の臓器「心」に熱がこもっている状態。特に血液の中に熱がある場合によくある症状です。舌は「心」の状態を表す部位で、「心」に熱がある時、炎症が起きて舌炎になったり、舌がピリピリしたりします。ストレスが多い人も舌炎や舌の違和感を覚えやすいです。

血液の中に熱があるのは、まさに熱中症の状態。できるだけ早く熱を冷ますことが大切です。7月の不調①熱中症（P106）にある、熱を冷ます食材（特に苦瓜）をたくさん摂ると良いでしょう。

口内炎にはなすが特におすすめです。残暑のほてりはなすをたくさん食べると解消できます。

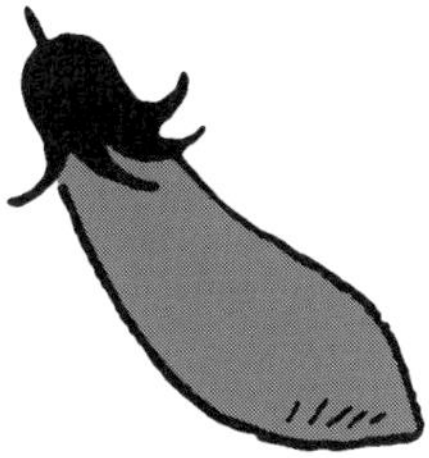

喉の痛みや口内炎がある時は、辛いものはできるだけ控えてください。

辛いものは乾燥させる性質があると共に、物理的な刺激にもなり、炎症を強めてさらに症状が強まることがあります。また、空腹時にコーヒーやアルコールを飲むと余計に粘膜が荒れますから、注意してください。

粘膜が荒れているので、あわせて粘膜を強くするものを摂ると早く修復されます。**かぼちゃや人参など黄色い食材、オクラや山芋などネバネバした食材**を積極的に摂りましょう。

瘀血が多いと「シミ・くすみ」が増えやすい

シミやくすみは、瘀血の多さに関係します。瘀血が多い人は日差しの量と関係なく、シミやくすみが増えやすいのです。

残暑の時期になると、夏の暑さで増えた瘀血が表面化してきますから、肌へも影響が出てきます。

基本的な対策は、8月の不調①頭痛・肩こり（P128）と同じで、瘀血を増やさないようにしっかり血液の流れを良くすること。水分補給がしっかりできているか、熱がこもりすぎていないか、気をつけてください。

シミ・くすみの解消におすすめなのが、ハイビスカス、バラ、桃、サフランです。

あわせて瘀血を解消してくれる玉ねぎやなす、青魚などを組み合わせて摂るとより効果的です。

もう1つ、**シミ・くすみが多くなる原因が貧血です。**血液の全体量が少ない場合は肌表面まで血液が回ってきません。肌表面の老廃物の回収ができず、瘀血が生じるのです。夏に立ちくらみがしやすい人は、貧血ですから、しっかり血液を補うようにしてください。

瘀血を増やすコーヒーやアルコール、揚げもの、乳製品の甘いもの（ケーキやクッキー）は、美肌の大敵です。また、寝不足も瘀血がデトックスできなくなるので早寝を心がけましょう。

9月
長月《ながつき》

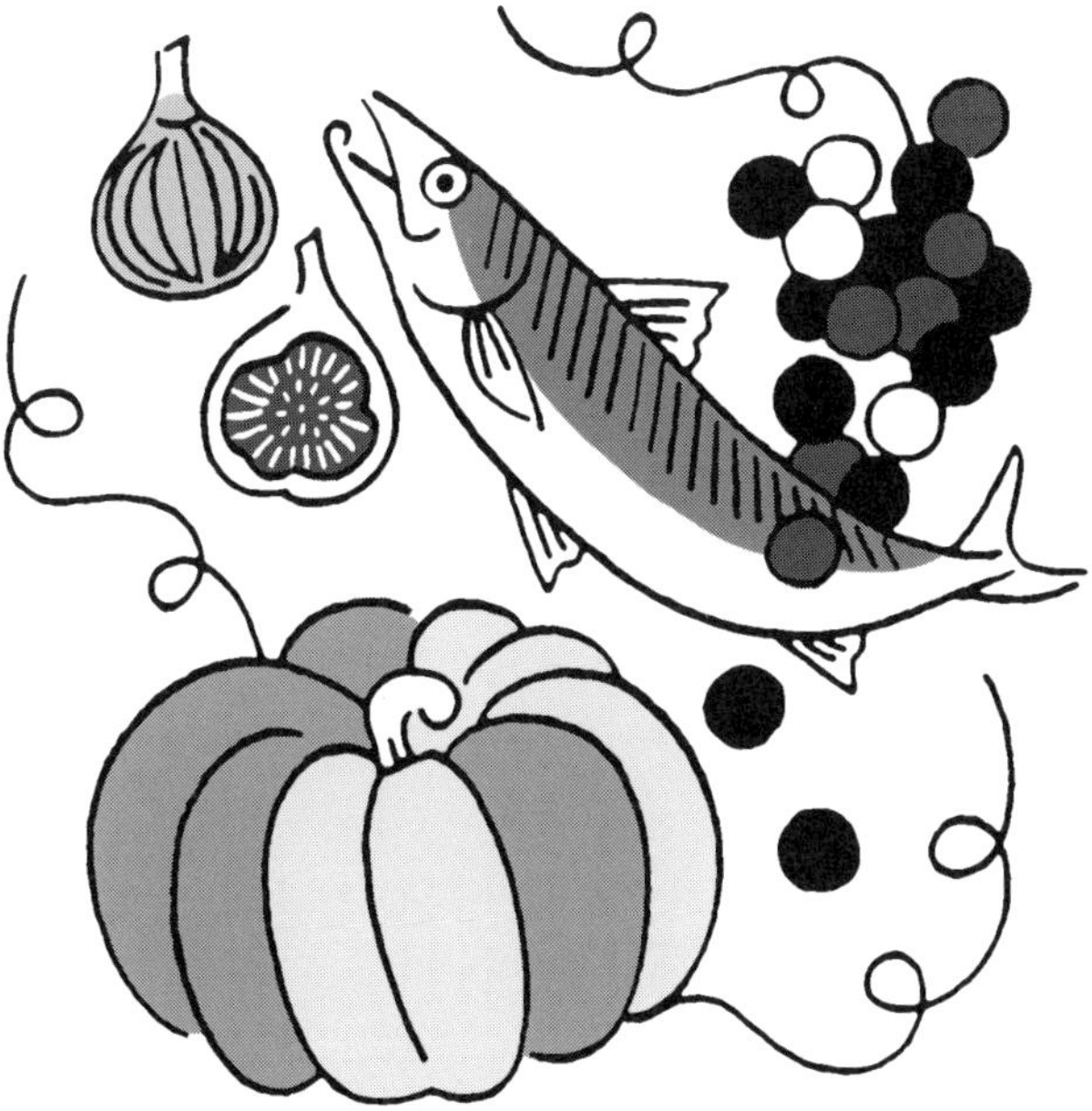

秋の収斂《しゅうれん》 体もデトックスを始めます

9月に入ると、ようやく長い残暑の終わりが見え、少しずつ秋らしい清々しい日も増えてきます。

白露《はくろ》（9月8日頃）の「白」は秋の白のことで、暑さにより実感はありませんが、秋の真っ只中になります。七十二候だと白露の頃は玄鳥帰《げんちうかへる》といって、ツバメが南方に帰る頃。そろそろ暖かさばかりではなく寒さに備え始める時期に入ります。秋分（9月23日頃）を過ぎれば、昼よりも夜が徐々に長くなり、本格的な秋の体へとシフトしていきます。

おすすめの食材

かぼちゃ、里芋、しめじ、椎茸、冬瓜、シソの実、鮭、いちじく、すだち、ぶどう

9月の不調 1

疲れやすい・やる気が出ない

◆「肺」を元気にして気力・体力を補う

夏は暑いだけに体力を奪われる季節です。その回復がしっかりできていないと、9月になってもぐったり、ということがあります。最近は秋バテという言葉も出てきました。

そのまま冬を迎えてしまうと、冷えやカゼの原因となるので、ぜひ暑さの落ち着いた秋のうちに回復させておきましょう。

疲れやすさ、疲労感があるのは主に、東洋医学でいうところの「気虚《ききょ》」という状態で、気が不足している状態です。

気力が不足してくると、体を動かすのに十分なエネルギーが足りないので、動きが遅くなり、動くのも億劫《おっくう》になります。特に夏は、気の力を使って汗を体から出しており、汗を出せば出すほど体力、つまり気をたくさん消耗してしまうのです。

健康な人は、汗をかいても食事や休息で気を回復させることができますが、そうでない人は、気の回復が不十分なまま秋を迎え、秋に疲れが出るという状態になります。

気力不足の人の特徴は、気力も体力も不足している、ぐったりしている、動くのが億

劫、朝起きられない、夕方に体力や集中力が切れる、疲れると食欲が落ちる、お腹が下りやすい、などが多いです。

貧血が同時に起きている場合もあるので、その場合は立ちくらみ、思考がまとまらない、物忘れ、不安感、不眠なども起きることがあります。

体がだるいと老廃物がたまっているからデトックス！　と思い、サウナや断食をする人がいます。場合によっては、体力をつけようと筋トレをしたりしがち。ですが、気や血が不足している人は、逆に悪化することがあるので気をつけましょう。

なお、瘀血が多い人も疲労感を感じやすいです。瘀血とは8月（P128）でお伝えした**血液が煮詰まってしまった状態が解消されておらず、血流が悪い状態のことです。**

瘀血が多くなると、体がだるく疲労感が強くなったり、重くなったりします。老廃物が回収できずに取り残され、必要なエネルギーが必要な場所に届かない状態です。いわば体の中で渋滞が起きている状態です。

瘀血が多い人は、体のだるさや重だるい疲労感に加えて、肩こりや頭痛、クマやシミ、肌のくすみなどが一緒に起きがちです。

見分けのポイントとしては、**気が不足している人の場合は、体を動かせば動かすほど疲労感が強くなりますが、瘀血タイプの疲労感は動かした方がすっきりしやすいです。**

気力不足・疲労の養生

エネルギー不足の疲労感がある場合は、「休息」と「栄養補給」がとても大切です。栄養補給はやはり食事が中心。食事をしっかり摂ることが大事ですが、ここで食欲があるかどうかが分かれ道になります。

◆食欲がない場合

食欲がない人は、6月の不調①夏バテ・食欲不振（P96）に戻って生活を見直してみてください。

夏からの食生活の乱れで、胃腸が弱り切ってしまい、思うように食欲が湧かない、食事が摂れないという場合には、まず食欲を取り戻すことを優先させましょう。

東洋医学では、「脾（消化器官）」は後天の気をつくるところとしています。これは生きていく上で必要な気力の源は「脾」でつくられるという意味です。食欲がないとどうしても元気になることができません。

おすすめの食材は、何といっても米です。米は気を補うのに非常に良い食材です。旧字の「気」という文字は「氣」と書き、中に「米」が入っています。**特に味噌汁と一緒に食べると消化も促されますから、米と味噌汁はできるだけセットで食べるよ**

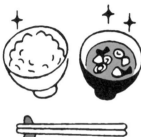

うにしてみてください。

固形物が喉を通らない場合は、お粥や雑炊から始めて少しずつ食欲を取り戻していきましょう。梅干しやシソを加えると食欲も出やすくなります。

なお、気力不足・疲労感がある時は、食欲がなくても食事を3回摂りましょう。量は少なくてもかまいません。食事の頻度が少ないと、途中で体力が尽きてしまいます。

◆食欲がある場合

食欲がある場合には、**穀類・動物性タンパク質が足りているか見直してみましょう。**量が少ない場合は、なかなか元気が湧きません。

この場合もまずは米をよく食べましょう。薬膳では、**穀類は気を補い、体力をつけるものです。**あわせて山芋や里芋、さつまいもなどもおすすめです。

そして、**動物性タンパク質には気血を補う**ものがたくさんあります。動物性のものは、植物性よりも私たちの体に近いのでより効率的に体力を補うことができます。

きのこ類も気力を補うのに良いものです。豚肉や鶏肉などと一緒に炒めて摂るのも良いでしょう。

◆気を補う食材

食欲の有無にかかわらず、気を補う食材はこの時季、よく食べると良いです。東洋医学では、気はとても大切なもので、私たちは「気」があるから生きているとも考えます。気力をしっかり補うことが体づくりの基本です。

米、さつまいも、山芋、枝豆、かぼちゃ、椎茸などのきのこ類、ぶどう、鰻、カツオ、鮭、サバ、マグロ、牛肉、鶏肉、豚肉、甘酒など

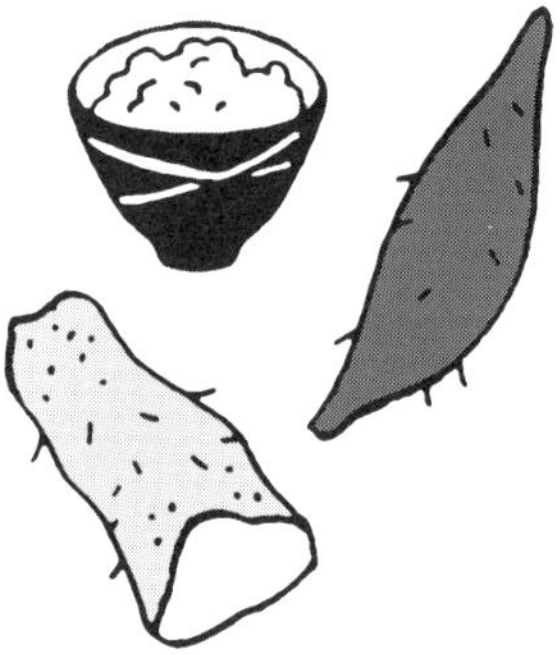

タンパク質のこと「血肉有情《けつにくゆうじょう》の品《しな》」

栄養素として私たちの体をつくるタンパク質。最近は動物性のものをできるだけ食べないようにしている人もいらっしゃいますが、植物も動物もどちらも生きているものです。そして、私たちも生きています。どちらにも敬意と感謝の念を持って命をいただくことが大切だと私は感じます。粗末にしないように、自分の命を養うためにいただくことが大切なのではないでしょうか。

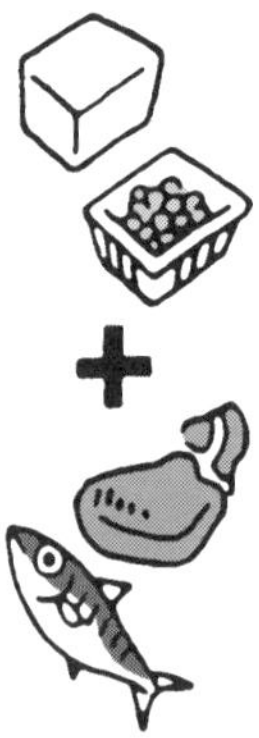

9月の不調②

汗が止まらない・出すぎる

◆「冬の体」になるための準備をする

秋は収斂《しゅうれん》の時期です。

9月頃まで暑い日が続きますが、少し涼しい日になっても汗がどんどん出る、汗の量が多すぎる場合は、この収斂作用がうまく働いていない可能性があります。

皮膚の表面には汗腺があります。冬に向けて寒さから身を守るために少しずつ汗腺も引き締まってくるのが本来の姿です。

汗をかくのは自然に考えれば夏の習慣です。もし冬も汗をたくさんかいてしまえば、実際は冬なのに、体の状態は夏という季節の逆転が起きてきます。体が夏になっても冬のままだと熱中症にかかりやすくなり、冬に夏のままだと冷え性になるという、季節の不調が慢性化する悪循環になってしまうのです。

そうならないためにも、気候の穏やかな春や秋に次の厳しい季節へ向けて体を準備することがとても大切なわけです。

◆酸味のあるものがおすすめ

収斂作用がうまくいかず、汗が出てしまう場合には酸っぱいものを摂ることがおすすめ

です。酸味のものは収斂作用があると考え、引き締める効果があります。

おすすめなのが酢と梅干しです。炒めものをする時には酢を加えたり、甘酢漬けにしたりして、摂ると良いでしょう。梅干しは収斂作用があり、汗のかきすぎや下痢などにも効果のあるものです。疲労回復にも良いので、夏の疲れも癒してくれます。

果物も甘いものよりも酸味のあるものを食べると良いです。他には、**ザクロ、グアバ、タコも収斂作用があります。**

◆「疲れ」で汗が止まらないことも

汗腺が引き締まらない理由の1つに、「気」の不足があります。気にはさまざまな作用があり、体が自然と環境に適応できるように調整してくれています。その1つが「衛《え》気《き》」（免疫力と関係する体の表面のバリア機能）。汗腺の開閉や皮脂の分泌など、寒さや暑さ、風邪などのウイルスから体を守る役割をしています。

しかし、夏バテや疲労などで気が不足すると、衛気のコントロールがうまくいきません。汗が漏れてはいけないのに、気力不足で汗腺を引き締められずに漏れ出してしまうのです。

この場合は、気力を回復させることが大切です。9月の不調①疲れやすい・やる気が出ない（P138）を参考に、気力・体力を回復するように努めてください。

乾燥からくる便秘

秋の臓器「肺」と「大腸」は表裏関係といって、コンディションが連動することがあります。肺や皮膚の調子を崩しやすいという人は、体のバロメーターとして便の調子を確認すると良いでしょう。

秋に起きやすいのは乾燥した便になること。これは腸の潤い不足によるものです。

腸が乾燥している時は、肺や皮膚も乾燥していることが多いです。から咳や皮膚の乾燥も起きがちです。

便が乾燥して硬くなり、出にくくなっている場合は、**しっかり水分補給をしましょう。はちみつやナッツ類、バナナ、いちじく、ヨーグルトなどを食べると良いでしょう。**

コロコロとした便になる場合は、貧血のことが多いです。動物性タンパク質をしっかり食べ、あわせて黒ごま、はちみつを摂ると良いです。

秋は粛殺《しゅくさつ》といって余分なものを取り去る時期。お通じを良くしておくことも秋の養生の1つです。

便秘でなくとも便通がスムーズだと秋の体調が整いやすくなります。**発酵食品、さつまいも、こんにゃく、きのこ類をよく食べると便がスムーズに出やすくなります。**

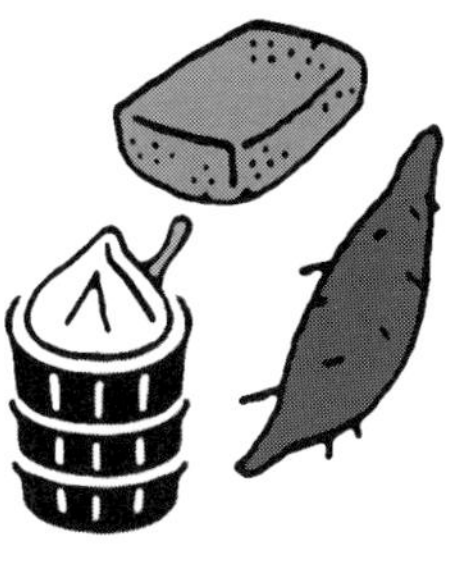

10月

神無月《かんなづき》

秋の収斂《しゅうれん》を完成させ、乾燥に体を適応させます

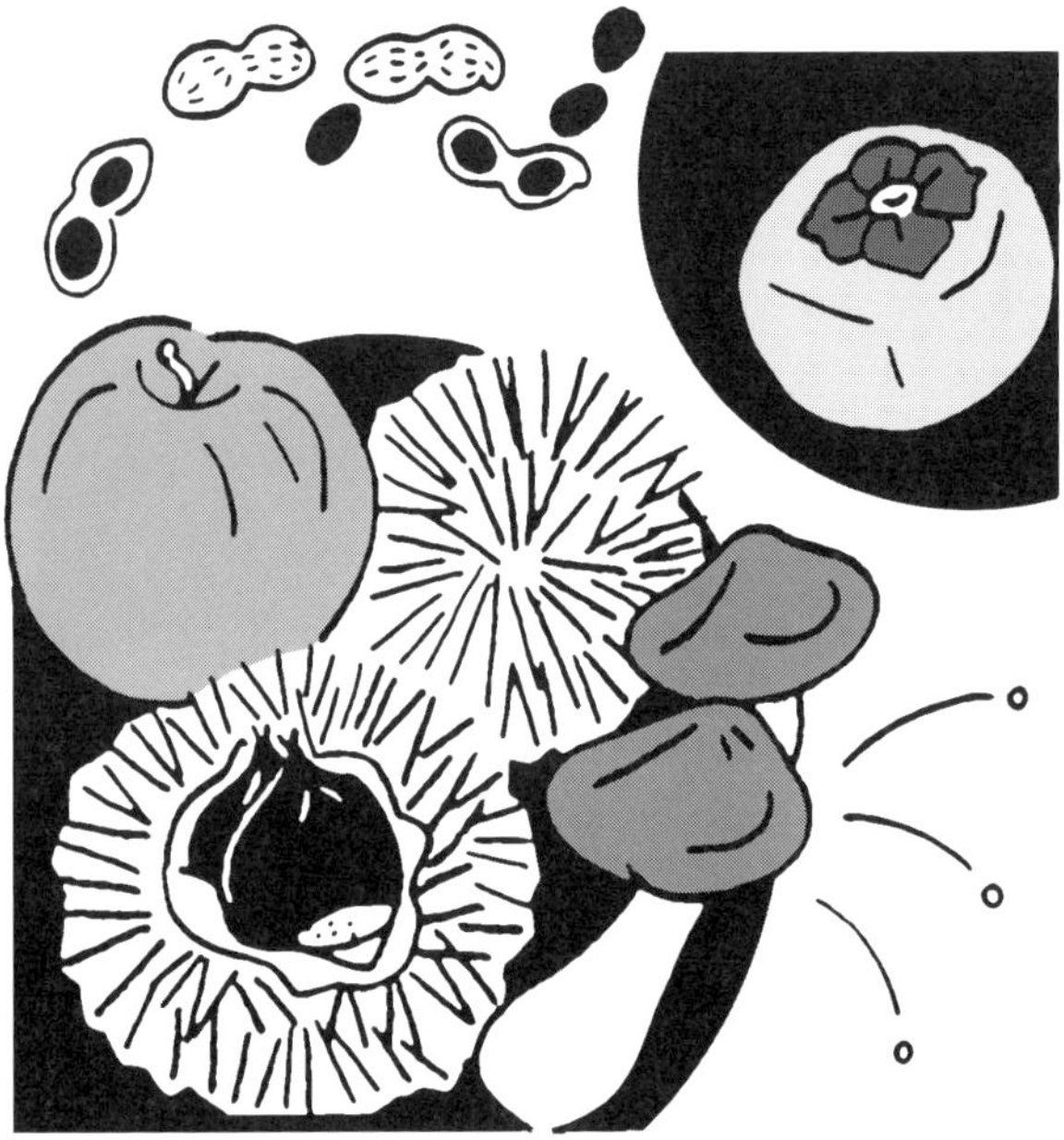

10月ともなると、涼しさが優勢の時期になり、秋の深まりを感じるようになります。過ごしやすい時期でもあり、秋の味覚も出そろい、体調も安定している時期です。

寒露《かんろ》（10月8日頃）、霜降《そうこう》（10月24日頃）といっても、平野部では霜が降りることは稀《まれ》でしょう。一方で山間部では季節の進みが感じられ、冬の足音が聞こえてくる頃です。乾燥や寒さに対応できるように、冬ごもりの前に収斂を完成させる時期でもあります。

秋の土用もあり、食欲が勝ると胃腸が疲れやすいので気をつけましょう。

おすすめの食材

ぎんなん、エリンギ、むかご、柿、栗、りんご、ピーナッツ、すっぽん

10月の不調①

から咳

◆喉の乾燥を感じたら、早めに対策を

秋の臓器「肺」は呼吸器に関係するところ。秋の乾燥した空気の影響で咳が出やすい時期になります。喉をはじめ、粘膜の乾燥を防ぐ養生をしておくと良いでしょう。また、もともと喘息の人は「肺」を潤しておくことが予防になります。

秋の乾燥による咳の特徴は、から咳（痰が出ない、痰が少ない）、一度出ると止まりづらい、喉が乾燥して痛い、鼻や唇が乾燥する、痰はあっても少なく出にくいなどです。

これは秋の燥邪の影響。空気の乾燥が主ですが、暑さが体に残っていて、体が乾燥していることもあります。

喉の乾燥によるから咳から、喉の粘膜が荒れてカゼもひきやすくなります。もし咳が出るようなら早めに対策しましょう。

また、喉の乾燥は「肺」が乾燥しているサインです。秋の臓器「肺」は大腸、皮膚とも関係するところ。もし、便秘や肌の乾燥が同時に起きている場合は、体全体の潤いが不足していることもあります。「肺」のケアをはじめ、便秘（P145）、10月の不調②肌の乾燥（P151）もあわせて対策することで相乗効果が得られます。

秋
10月

から咳の養生

◆秋の「肺」の潤いには梨

「肺」が乾燥していることにより起きている症状ですので、「肺」の潤いを補うことが大切です。乾燥を感じたら、「肺」を潤すものをよく摂って予防を。咳が出ている場合は、咳を止めるものも加えていきます。水分補給や飴を使って、潤いを補うことも良いでしょう。

この時季、**一番のおすすめは梨**です。梨は残暑の暑さを解消して「肺」を潤して咳を止めるもの。ただし、体を冷やす作用が強いので、**冷え性の人はりんご、はちみつ、いちじく**などを代わりに摂ると良いです。どれも「肺」を潤してくれるものです。

他に、**ぎんなん、ゆり根、湯葉、ナッツ類**もおすすめです。特に**白い食材は、秋の「肺」の調整にとても良い**です。

咳が出ている時に避けたいのが、ナッツ類やスナック菓子、揚げものなどの脂っこいものです。カレー粉などの香辛料はさらに咳を出やすくしてしまいます。

また、利尿作用の強いカフェイン、アルコール、デトックス系のハーブティーは潤い不足になるので摂りすぎには気をつけてください。

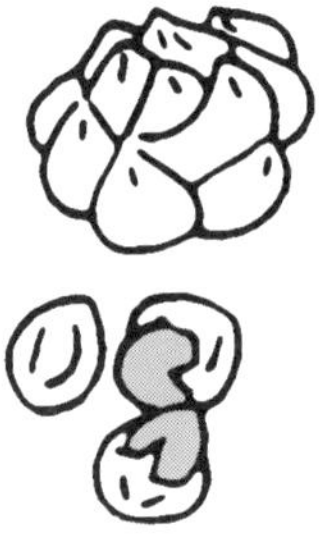

◆から咳の生活養生

体の潤い不足を防ぐことが必要ですから、**乾燥はできるだけ避けるようにします。**湿度が低い場合は、加湿器を適度に使用して水分補給をしっかりしましょう。

また、汗のかきすぎは体の潤いがどんどん流出してしまいます。激しい運動やサウナ、長風呂で「肺」を乾燥させないように気をつけてください。

見落としがちなのがホットカーペットや電気毛布。これらは、じわじわと体の潤いを蒸発させていきます。汗をかいていなくても体が乾燥してしまうので、から咳や体の乾燥がある人は気をつけましょう。

◆喉カゼになった時の養生

から咳から喉カゼになってしまった場合は、発熱や悪寒、鼻詰まり、頭痛、体の痛みなどが同時に起こりやすくなります。

その場合は、カゼへの対処も必要です。「肺」を潤すもの、咳を止めるものの他にカゼを発散するものを足すようにします。

さらに、熱のカゼか冷えのカゼかにより対処が異なります。

・熱のカゼ

喉の痛みが激しい、咳き込みが強い、鼻水や痰が黄色い、汗をかきやすい、熱っぽい感じがある、という場合は熱のカゼです。

秋
10月

炎症を取るミントがおすすめです。ミントティーやのど飴を使うのも良いでしょう。他に、この時期に出回る**菊の花も喉の痛みなど炎症を取る作用に優れていますから、菊花茶や菊の花の酢漬けを利用してみてください。**

喉の痛みが激しい時はとにかく辛いものは避けてください。

・冷えのカゼ

喉は痛いというよりかゆい、咳き込みはさほど激しくない、鼻水や痰は透明か白、寒気がする、鼻詰まりがあるといった場合は冷えのカゼです。

まず、寒さを取り除くことが必要です。辛いものをたくさん摂ると乾燥が進み、咳が出やすくなるのでこちらもＮＧです。**乾燥させず温めるものだと、ゆず茶やカモミールティーにはちみつを加えたものを摂ると良いです。**

特に「肺」を冷やさないようにした方が良いので、冷たい空気を吸い込まないようにマスクをしたり、首にストールを巻いたりするようにしましょう。冷えの咳カゼは、スースーするのど飴はＮＧです。

カゼをひいた場合は早く休むことも大切です。できるだけしっかり寝るようにしてください。

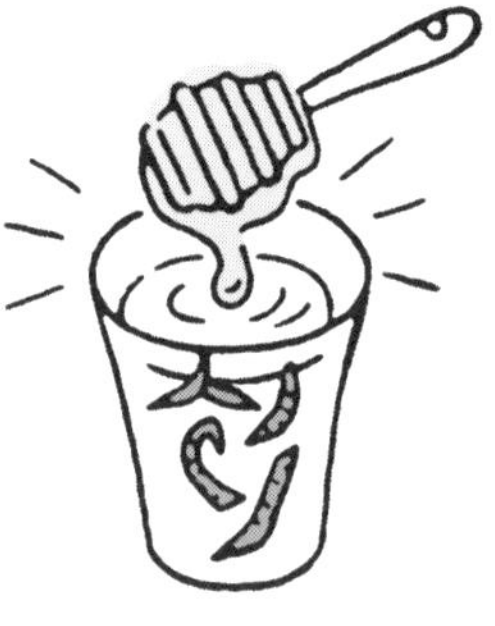

10月の不調❷

肌の乾燥

◆肌の状態は健康のバロメーター

秋から冬にかけて多いのが肌の乾燥です。

東洋医学では、**秋の臓器「肺」の調子は「肌」に出ると考えます。「肺」の潤いが不足してくると肌の潤いも不足して乾燥したり、肌荒れしやすくなったりします。**

肌の調子というと美容のことと思われがちですが、実は肌の調子は体調のバロメーター。季節に応じて汗腺が開閉できている人は免疫力が高く、皮膚の新陳代謝がしっかり行われている人は全身の気血の巡りも良く、体調が良いのです。

不健康な人は、肌がガサガサして乾燥してくすんでいます。体の新陳代謝が促されていなければ、老廃物のデトックスが行われておらず、栄養も行き届きません。肌の乾燥、シワやくすみは、気血の巡りの不足や、滞りの証拠でもあるのです。

良い肌の状態は、冬になれば肌が潤ってきめが細かく、夏はうっすら汗をかいていて少し汗腺が広がっている状態。秋だと汗腺は閉じる過程で、汗の湿り気から皮脂の分泌により乾燥から守られる状態へと変わっていきます。季節に合わせて、肌の状態のコントロールがうまくいっていると健康なのです。

肌の乾燥の養生

肌の乾燥を予防するためには、適度な脂質が必要です。ナッツ類、ごまなど良質な脂質を摂るように心がけましょう。豚肉の脂身や鶏皮なども肌の潤いには必要です。全て取り除いて食べていると、気がつけば肌がガサガサということがあります。適度に摂るようにしましょう。

他には、**白キクラゲ、はちみつ、酒粕などが肌の乾燥に効果があります。**

寒い冬がくる前に、肌の調子を整えておくことは、冬の寒さから身を守り、カゼをひきにくくしたり、冷え性を予防したりするのにとても大切なことです。

気力と「免疫力」の関係

肌の状態は「衛気《えき》」と関係します。気の1つで、いわゆる免疫力のこと。

肌がきめ細かく、汗腺の調整ができており、適度な皮脂で覆われていると、衛気が充実しているといえます。

衛気が充実している人は、カゼをひきにくく、アレルギーが起きにくく、冷え性になりにくい、といった特徴があります。逆に、肌荒れは衛気の乱れのサインで、免疫力が低下している状態です。気の消耗が激しく疲れがたまっていたり、気の原料である食事がおろそかだったりしていないでしょうか。衛気を回復させるよう、生活を見直してみましょう。

秋
10月

秋は、胃腸の疲れやすい時期

食欲の秋というだけあり、秋は食欲が高まる季節です。食欲があることは健康のバロメーターなので良いことです。とはいえ、食べすぎて胃もたれしたり、偏食したりするのは考えものです。

10月の後半には秋の土用に入り、胃腸が疲れやすい時期となります。胃腸が疲れると免疫力が低下してカゼをひきやすくなります。

炭水化物ばかり、肉ばかりとなったり、間食の摂りすぎ、暴飲暴食にならないように気をつけましょう。

食べすぎた時には、消化を促す大根などを取り入れると良いでしょう。特に大根おろしは消化を促す酵素が多く、肉や魚だけでなく、お餅や麺を食べる時も添えると良いでしょう。米の消化を促すには麹が良く、味噌汁を一緒に摂るようにすると消化も促されます。

脂っこいものには、酢を加えるのもおすすめです。酢で炒めたりするのも良いですし、炒めものに酢をひとかけしても良いでしょう。また、**プーアール茶を食後に飲むのもおすすめです。**食べすぎによる胃もたれや脂っこいもののもたれを解消してくれます。

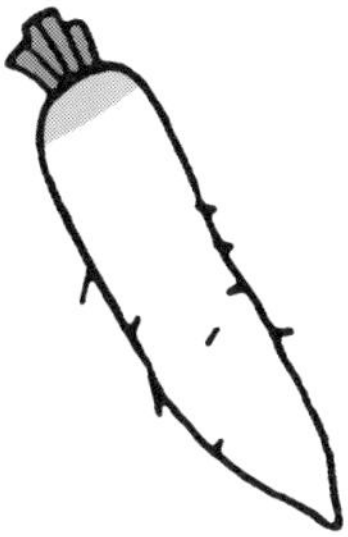

秋のツボ養生

「肺」を元気にして、秋の体にする「乾燥対策」のツボを紹介します。

秋のツボ❶

経渠《けいきょ》　咳、肌に良いツボ

経渠は手太陰肺経の上にあります。咳にも効果的なツボですので、喉が乾燥して咳が出る、軽く喘息気味の時は、経渠を使って呼吸器系を活性化してください。

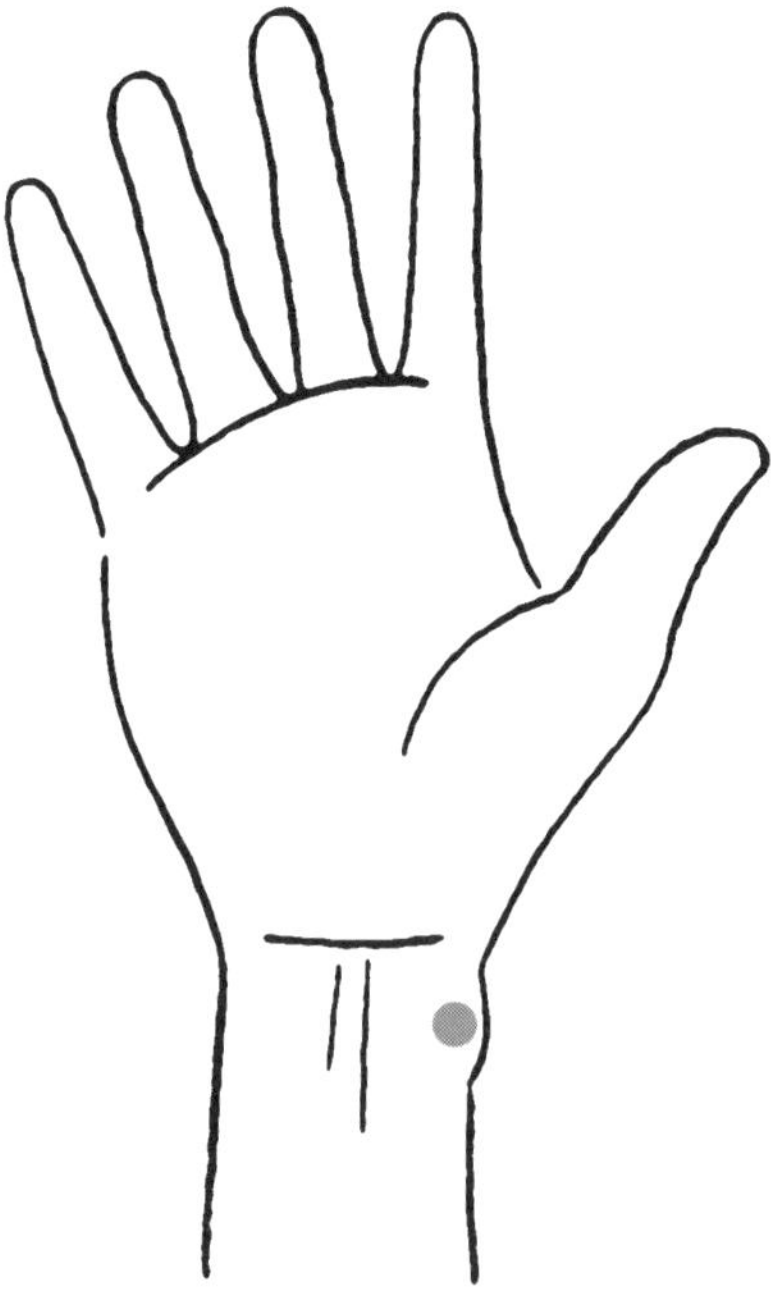

◆押し方
手のひら側、親指側にある手首のシワの親指1本分下のところをやさしく弱めに押します。

3~5秒
×
3~5回

反対側も同様に

秋のツボ❷

曲池《きょくち》 咳、肌に良いツボ

曲池は手陽明大腸経という大腸につながる経絡の上にあるツボです。大腸は肺と表裏関係にありますので、大腸の経絡にあるツボを使うことで肺が元気になり、咳や肌の改善に役立ちます。

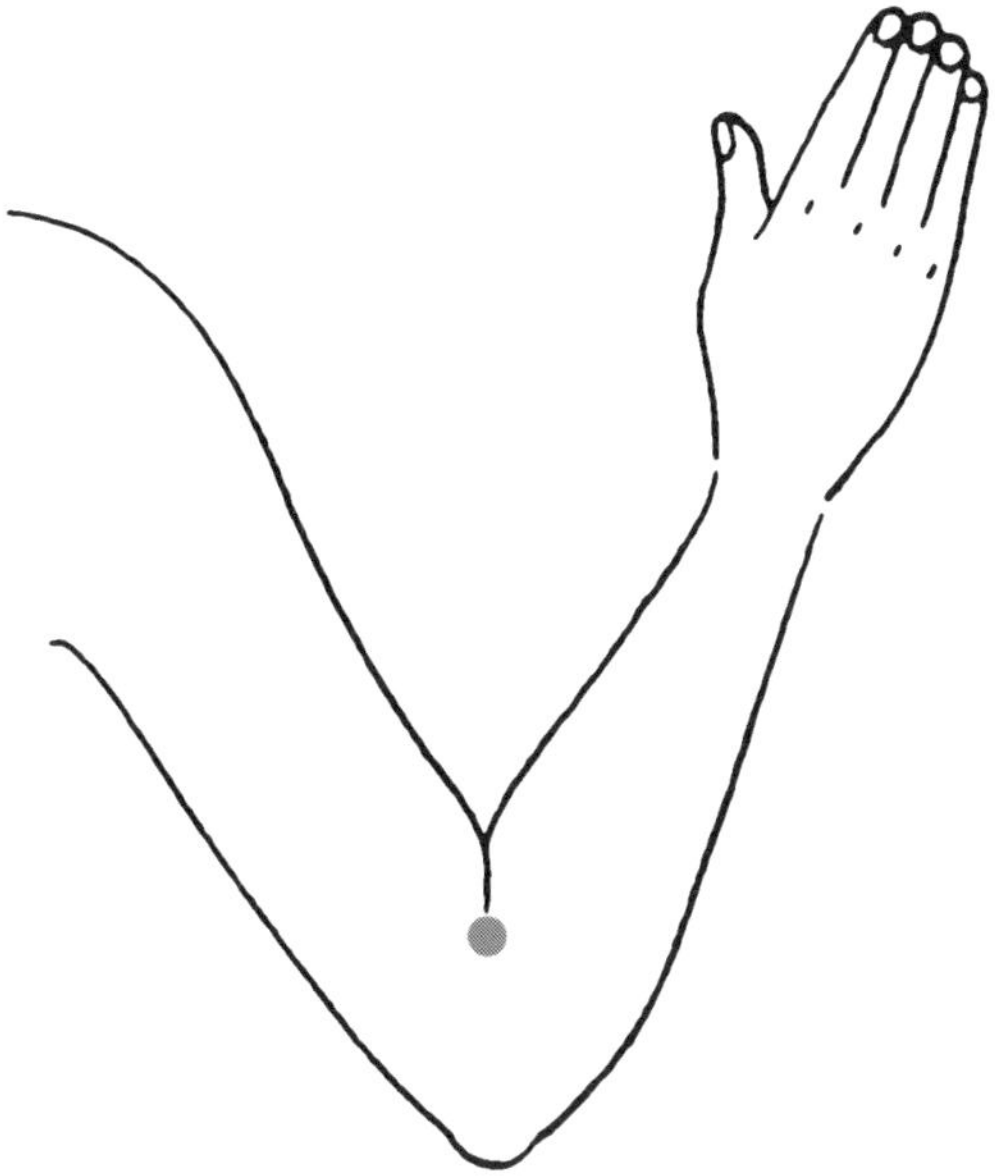

◆押し方

肘を曲げた時にできるシワの外側の端を押します。やや強めに押しても気持ち良いです。

5秒 × 5~10回

反対側も同様に

— *Column* —

秋は五官器を養う

秋の臓器「肺」は気を司《つかさど》るところであると東洋医学では考えます。

「気」持ち、「気」合、やる「気」、元「気」といったようなものだと思っていただければ良いでしょう。目に見えないものですが、私たちが元気に過ごすのに欠かせないものです。この気を補うのが食べものや呼吸です。その他、「五感を楽しませる」という方法もあります。

例えば、好きな音楽や良い音楽を聴いて元気が出たり、素晴らしい風景や芸術的なものを見て心が満たされたりすることはないでしょうか。おいしいものを食べれば、食べたもののエネルギー以上に元気が湧いてくることがあると思います。これが五感を楽しませることで気を補うということです。

良い香りで鼻を楽しませたり、彩り豊かな食事を堪能するのも良いでしょう。歌を歌う、詩を朗読するというのも五感を満たしてくれます。

秋冬は内面を充実させると良い季節です。五感を楽しませながら感性を豊かに過ごしていくと、体だけでなく心も充実します。

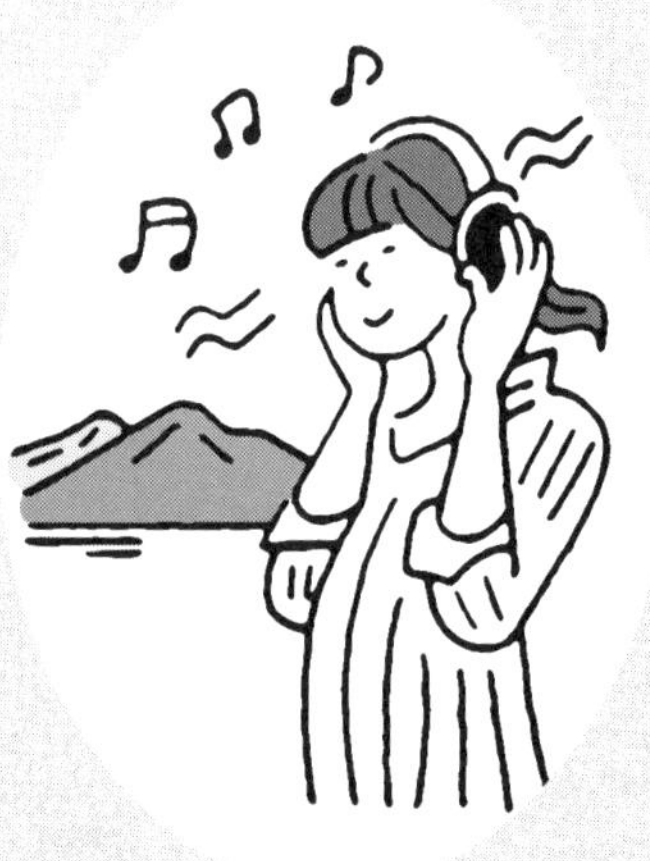

冬の薬膳養生

11月

12月

1月

冬の特徴

冬

立冬（11月7日頃）からの3か月

季節の特徴

「封蔵《ふうぞう》」

植物でいえば、種の状態。体のエネルギーを内に閉じ込め、春の芽吹きに備えしっかり蓄える時期です。

主な邪気

寒邪《かんじゃ》

疲れやすい臓器や体の部位

腎、膀胱《ぼうこう》、脳、生殖器、腰、骨、耳

起こりやすい不調

冷え、カゼ、老化、腰痛、気持ちの落ち込み

食養生のポイント

・黒色のものを食べる
・体を温めるものを食べる
・免疫力を高めるものを摂る

生活の注意

・体が冷えないように十分に気をつける
・過労や寝不足を避ける
・汗をかかないようにする

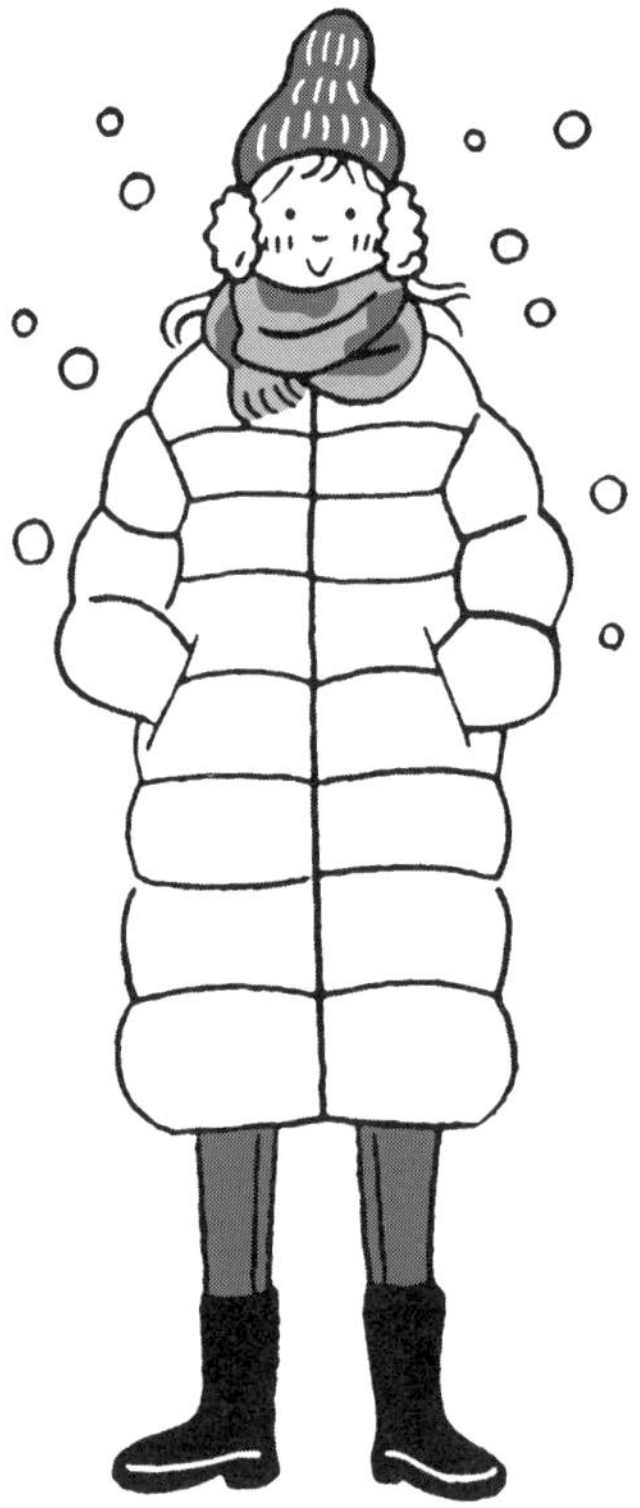

冬に食べたい食材

「腎」を補うもの
黒米、黒ごま、黒豆、黒キクラゲ、鰻、椎茸、くるみ、栗、海の食材（牡蠣、エビ、タイ、ししゃも、貝柱、スズキなど）、すっぽん、豚肉、山芋、亀、カシューナッツ、ブロッコリー、骨付き肉など
寒さを取るもの
適度な香辛料（唐辛子、シナモン、こしょう、八角、山椒など）、にら、長ねぎ、シソ、よもぎ、マグロ、黒砂糖、酒など
陰を養うもの
山芋、豚肉、かぶ、人参、ほうれん草、魚介類など

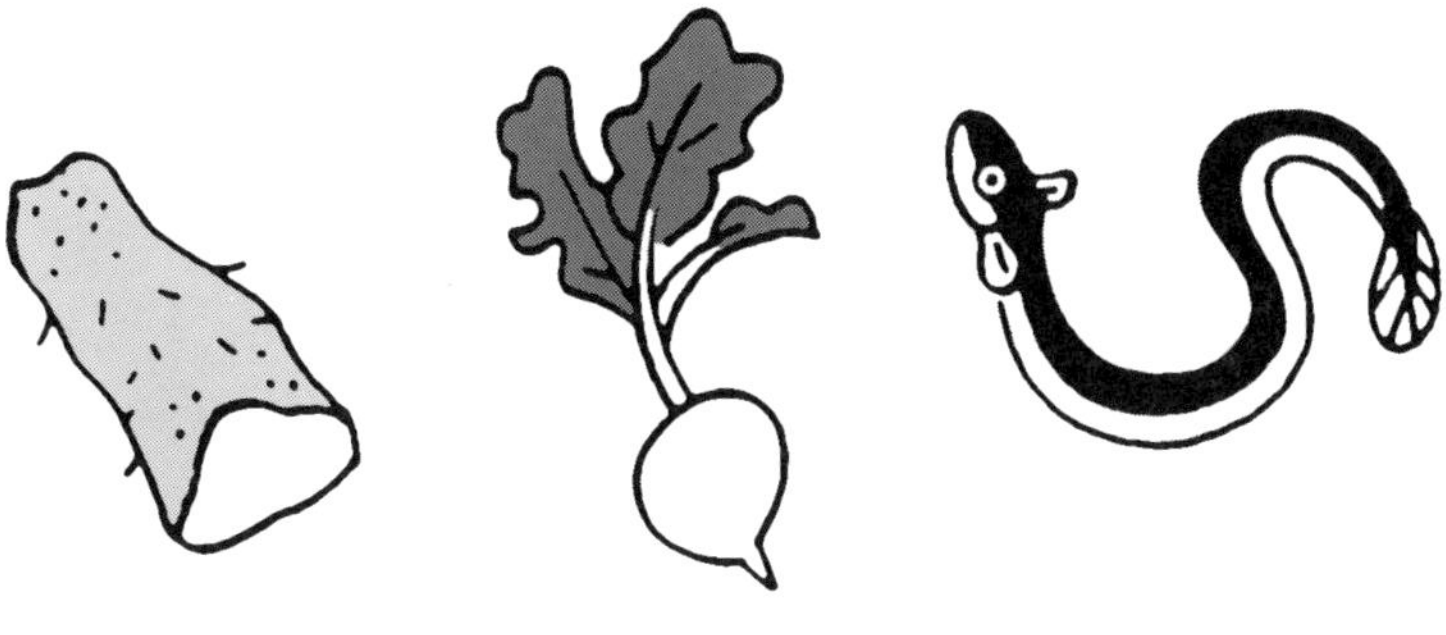

冬の養生とは？

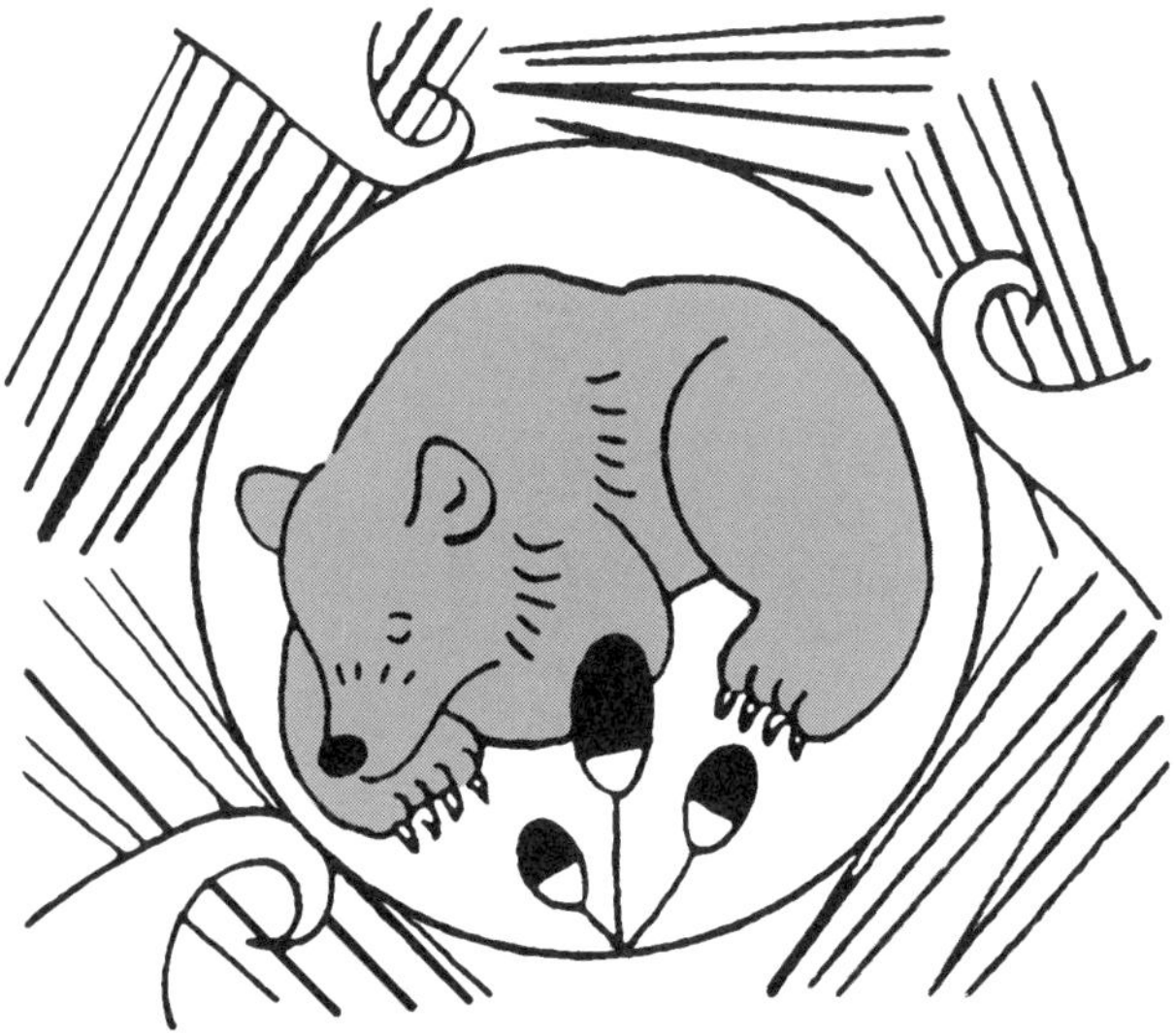

東洋医学では、立冬（11月7日頃）からの3か月を冬と考えます。徐々に北風が吹いて寒い季節へと移り変わっていきます。

冬の特徴は「封蔵《ふうぞう》」といい、内にエネルギーを閉じ込める時期。動物でいえば冬眠の時期、植物でいえば種の時期です。次にくる春に向け、しっかり発芽のエネルギーを蓄えておく季節です。

寒さと乾燥した空気に包まれる時期ですが、しっかり体の守りを固めて負けないように過ごすことが大切です。体力の基盤にもなる時期ですから、大事に過ごしていきましょう。

◆冬の臓器は「腎」

冬の臓器「腎」は、私たちの生命エネルギーの元ともいえる臓器です。

単純に腎臓というわけではなく、**成長・発育・老化に関係し、生殖器を含むところで、ホルモンにも関係**します。**「腎」は膀胱、骨、脳、髪、耳、足腰**と関係の深い臓器。老化のサインの現れるところでもあります。**「腎」が弱ると、頻尿、骨粗鬆症《こつそしょうしょう》、認知症、白髪、耳鳴り、耳が遠い、足腰の弱り、などが起きやすくなるのです。**年齢を重ねても、若々しい人は、「腎」が元気だといえます。逆に若いのに老化のサインが出ている場合は、何らかの理由で「腎」が疲れているのかもしれません。

「腎」は「先天《せんてん》の精《せい》」といって、生命エネルギーの根源となるものが入っていると考えます。この「精」とは、鰻や山芋のことを「精のつく食べもの」といいますが、その精です。表面的な体力ではなく**「体の底力」、つまり生命力**と思えば良いでしょう。

根を詰めて作業をしたり、精神的に追い詰められたりすると、体の芯から力がヘナヘナと抜けるように感じることがあると思います。それが精を消耗した時の疲労感です。精を消耗すると「腎」が疲れますし、「腎」が疲れると精も減ります。

冬

◈冬の邪気は寒邪《かんじゃ》

冬は寒い時期ですが、この寒さが体に負担となる場合は寒邪といいます。寒さからカゼをひくこともありますし、冷え性になることもあると思います。人によっては関節痛や腰痛、肩こりになることもあるでしょう。

寒邪の性質は「凝滞《ぎょうたい》」といって、縮こまって動きが悪くなるような状態になります。寒さを覚えると血流が悪くなったと感じることも多いと思いますが、それがまさに凝滞の状態です。いろいろなものの巡りが悪くなり、ひどくなると氷のように固まってしまいます。そうすると、こり症状などの痛みに発展することが多いです。

なお、冬の臓器「腎」は、寒さに弱いところです。体が冷えると「腎」が弱り、冷え性や頻尿などになりやすいです。また、腰は「腎の府《ふ》」といって、「腎」の状態を如実に反映するところです。腰が冷えるとぎっくり腰や腰痛だけでなく、「腎」も弱らせることがあります。

◆冬の食養生

冬の養生は「腎」を元気にし、寒さから体を守ることが大きなテーマです。**「腎」を補う食材は黒いもの、海産物に多くあります。冬の色は黒ですから、黒いものは「腎」を補う作用があるのです。**

また、冬は種のように過ごすとお伝えしました。種は発芽するために、種の内側をしっとりさせておかなければいけません。種の内側がカサカサだと発芽することができないのです。これは東洋医学的にいうと「陰」が充実していると良いということになります。内側はしっとりしながらも、外側は固く殻を閉ざしておくと大事なものが漏れずに過ごすことができます。

そして、**体を寒さから守るために、体をしっかり温めましょう。防寒対策だけでなく、体を温める食材を摂って体温を上げることも大切です。**

また、**体を冷やすものを避けることも必要**です。**体を冷やすのは、生もの、冷たいもの、甘いもの**です。夏野菜は極力食べないように気をつけてください。夏の野菜は体を冷やすためのものですので、冬に摂ると体が凍えてしまいます。

冬

◆冬の生活養生

一番大切なのが、体を冷やさないことです。

冷えないように気をつけていても、意外と体は冷えています。腰が冷えればぎっくり腰になりやすく、足が冷えれば膝痛になってしまうことも。おへそから下は下半身だと思ってとにかく冷やさないように気をつけましょう。内臓の冷えは、免疫力が低下してカゼをひきやすくします。食事の内容はもちろん、お腹を冷やさないようにしましょう。

また、「腎」を疲れさせるのが過労や睡眠不足です。

冬は動物でいえば冬眠の時期です。活発に動くことよりも、じっと過ごすことの方が向いています。とはいえずっと寝て過ごすという意味ではありません。「寒さに当たらないように、暖かくしながら、種の内側が柔らかくみずみずしく栄養が豊富なように、内面を充実させていくと良い時期」という意味です。むやみに働きすぎたり、激しい運動をしたりしてエネルギーを消耗してしまったりすると、芽吹きのパワーが足りず、春が不調になりやすいので気をつけましょう。

11月
霜月《しもつき》

冬の準備期間 寒さに負けない 体づくりを

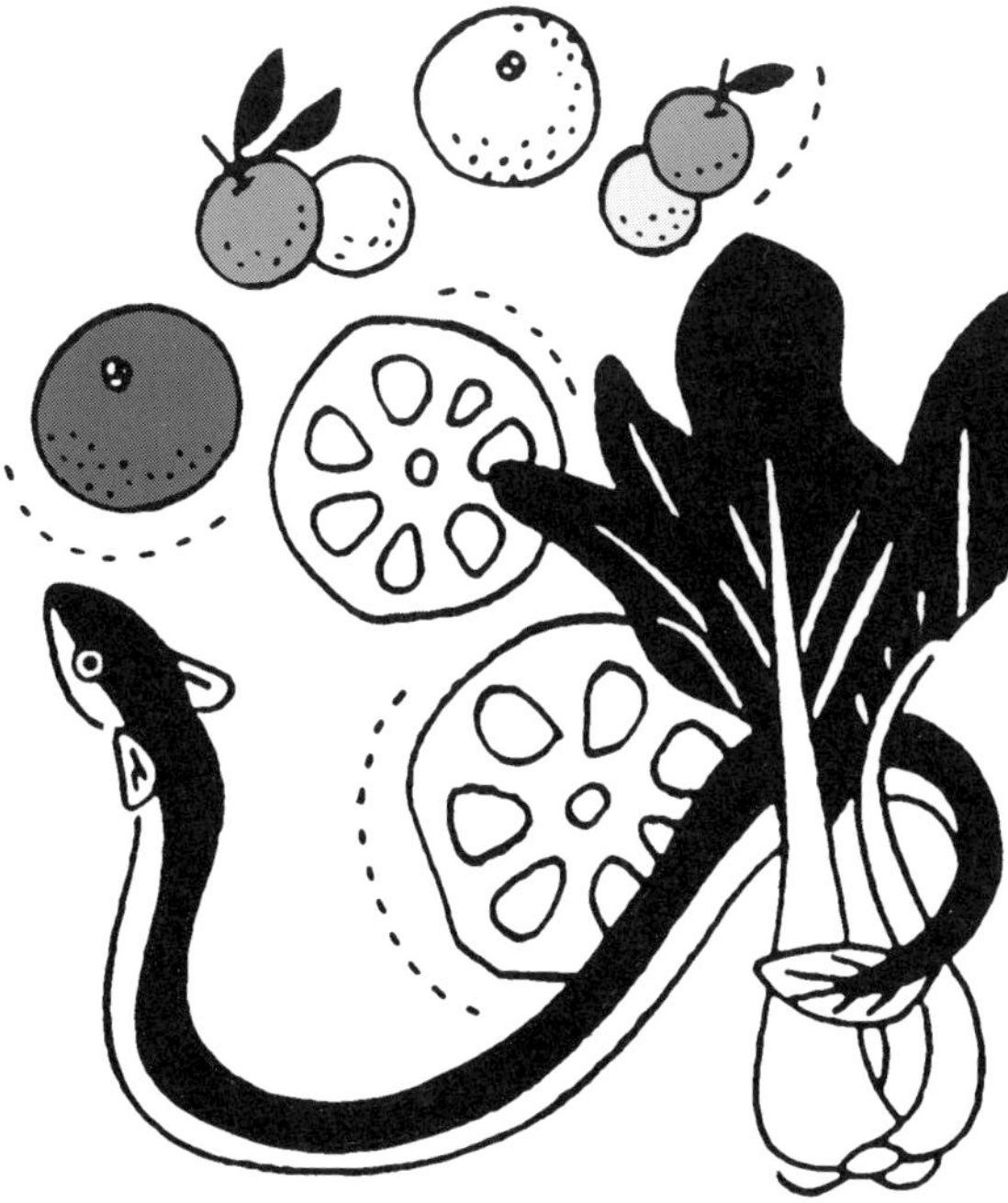

まだ寒さを感じない時期ではありますが、立冬（11月7日頃）を迎えると暦の上では冬に入ります。本格的に寒くなる前のこの時期から寒さに対応できる体づくりをしておくと、その後の寒さに負けずに元気に過ごせます。

小雪《しょうせつ》（11月22日頃）を過ぎると、雪が降るまではいかなくてもぐっと寒くなる日が出てきます。最近は夏が長く感じますので、気がついたら冬が迫っていたと思う時期でもあります。衣替えがすんでいない人は早めに冬服を用意するようにしましょう。

おすすめの食材

椎茸、大根、チンゲン菜、なめこ、れんこん、ゆず、みかん、ハマチ、鰻、そば

11月の不調①

老化

◆「腎」を充実させることが大切

冬の臓器「腎」は、成長・発育・生殖・老化に関係する臓器。ホルモンバランスにも関係します。

歳は取りたくないと思うこともあるでしょうが、残念ながら年齢を逆戻りすることはできません。しかし、上手に歳を取ることは可能です。「腎」を充実させることはアンチエイジングだけでなく、素敵に元気に歳を重ねることにつながります。

「腎」には精（腎精）が蓄えられており、ろうそくが炎を燃やしていくように、私たちも精を少しずつ使って生きています。この精の燃やし方が私たちの生き方です。激しく一気《いっき》呵成《かせい》に燃やしてしまう人もいれば、慎ましやかにゆっくり燃やしていく人もいます。

「腎精」は、生きている限り少しずつ減りますが、中には一気に減らしてしまうことがあります。それは、**働きすぎ、根を詰める作業のしすぎ、精神疲労が非常に強い、頭を使うことが多い、寝不足、性交渉のしすぎ**などです。

必要以上に「腎精」を消耗するのはもったいないことです。例えば、なんとなく夜に動画を見て夜更かしをしてしまい、朝寝坊をして食事もままならず、栄養ドリンクで誤魔化して残業をする……といった生活を繰り返していると、どんどん「腎精」は減り、若くても「腎」が疲れて老化が早まるということがあります。若いのに腰痛やぎっくり腰を繰り返したり、白髪が多かったり、女性であれば閉経が早まったりします。

他には、**抜け毛、精力減退、体力の低下、骨密度の低下、足の弱り、膝の痛み、耳鳴り、物忘れ、歯が抜ける**などが起きます。

「腎精」を使うということは、自分の命を懸けるということです。「腎精」というろうそくを無駄に燃やさないようにすることができれば、より良く歳を取ることができます。

また、「腎」を大事に過ごすことは、腰の弱りなどの予防になり、健康寿命を延ばすことにつながります。

なお、**「腎精」には「先天の精」と「後天の精」**があります。

「先天の精」とは、いわば生命力の根源のこと。これは両親から分け与えてもらったものなので、基本的に増えることはありません。

「後天の精」は日々の食事から得られるものです。「後天の精」が充実していることによって、「先天の精」の消耗を緩やかにしてくれます。

つまり、食生活でこの「腎」の消耗を緩やかにすることができるということなのです。しっかりと食べられるということは、老化を防ぐ上でも大切なことなのです。

老化を予防する養生

「腎」を補う食材は、老化の予防に効果的なものが多いのでたくさん食べましょう。冬にしっかりと「腎」を補うことができると、他の時期よりもさらに効果的に「腎」をパワーアップすることができます。『「腎」を補うもの』（P159）も参考にしてください。

◆「腎」を補う食材

冬の色は黒ですから、**黒ごまや黒豆など黒い食材は「腎」を補う作用があります。****くるみ、栗、クコ、山芋、鰻、すっぽん**なども良いでしょう。**エビやタイ**も「腎」を補う食材。おめでたい席で出るものやおせち料理に入るものは「腎」を補うものが多いです。

また、「腎」は骨に関係する臓器でもあります。東洋医学では「以《い》臓《ぞう》補《ほ》臓《ぞう》」といって、その部位を食べることでその部分を元気にするという考えがあります。

冬は骨も弱りやすいですから、骨粗鬆症の予防も兼ねてできるだけ骨付きのものを食べると良いです。**骨付き肉でだしを取ったり、小魚を食べたり、サバや鮭などは骨も入っている缶詰を活用すると良いでしょう。**

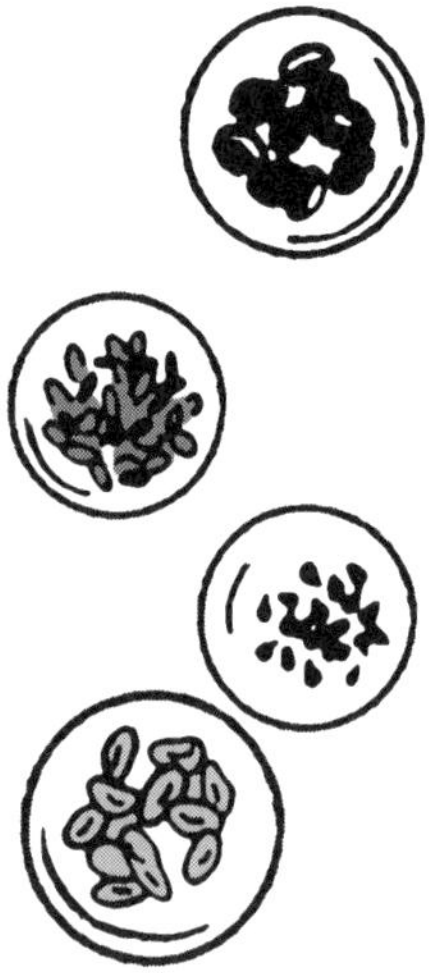

11月の不調②

物忘れ

◆「腎」の疲れが影響する

冬の臓器「腎」の症状が現れやすいところの1つが脳です。

記憶力の低下や、認知症は老化によるものですが、これらは「腎」の力が弱くなると起こりやすくなります。

しかし、若い人でも「腎」が疲れていると一時的に物忘れが発生することがあります。これを「健忘《けんぼう》」といいます。

東洋医学では、脳を「髄海《ずいかい》」と呼ぶこともあり、脳が髄で満たされていると頭がはっきりします。髄とは骨髄の髄で、エッセンスのようなもの。髄は「腎」の精気によってできたものなので、髄がしっかりあるかどうかは「腎」の状態次第です。

過労による体力低下や、精神的疲労が強いと「腎」は疲れてしまいます。急に物忘れが増えてきた時は「腎」が疲れているサイン。

肉体的にも精神的にも疲れていることが多いので、無理をしないようにしましょう。

頭の使いすぎも脳髄を消耗し、物忘れが激しくなったりします。そんな時は、脳髄を補ってあげることが大切です。頭の疲れを減らすことは「腎」の消耗を抑え、認知症の予防にもなります。

冬―11月

物忘れ予防の養生

薬膳では、「健脳《けんのう》」作用のあるものが脳を元気にしてくれるものです。頭の疲れがある人、認知症の予防をしたい人は日頃から摂るようにします。

代表的なものがくるみです。薬膳では、形が似ているものはその部位を補う作用があると考えます。くるみは脳の形に似ており、「腎」を補い、脳にも良い食材とされています。

黒ごま、アジ、イワシ、カタクチイワシ、ウニ、ウズラ卵も健脳作用のある食材です。脳髄は「髄=骨の中身」ですから、骨付きのものもおすすめ。青魚は骨ごと食べると良いでしょう。あわせて「腎」を補う食材を組み合わせて補強するとより効果的です。

なお、脳は「心」とも関係します。「心」という臓器は、精神活動全般を担っており、脳の活動も精神活動に関係するためです。起こりがちなのは、**脳に血流が十分いかずに貧血になって起こる物忘れ**です。

貧血の自覚がある人は、レバーやイカ、タコなど血液を増やすものをよく食べると良いでしょう。

どちらもストレス発散や頭の休息を欠かさずに、寝不足も避けましょう。

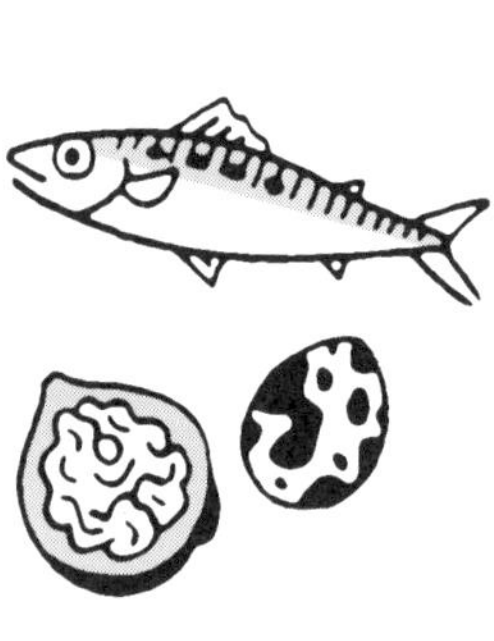

頻尿は「冷え」が大敵

頻尿の原因の多くは、冷えと「腎」の弱りです。特に夜間尿は「腎」の疲れと関係しやすいです。

まずは「腎」を補うことがとても大切です。「腎」を補う食材をよく食べるようにしてください。

山芋、くるみ、栗、ぎんなんが良く、特にぎんなんには縮尿《しゅくにょう》といって、尿を止める作用があります。

冷えによる頻尿の場合には、お腹まわり、腰、下半身を冷やさないよう気をつけましょう。12月の不調①冷え（P173）も参考にしてください。

頻尿や夜間尿に悩む人で多いのが、利尿作用の高いものの飲みすぎです。コーヒーや緑茶など利尿作用のあるものは半分にし、残りの半分を白湯で摂ってください。特に夕方以降にたくさん飲みすぎないように気をつけましょう。

なお、膀胱炎になりやすい人は、まずは冷やさないことが重要です。下半身の冷えは「腎」の冷えにつながりますから、足裏も含めて冷えないように気をつけてください。足首を出した服装や薄手のストッキングで過ごしているとやはり冷えてしまいます。タイツだけでなくカイロを利用したり、暖房機器を利用したりして冷えを防ぎましょう。

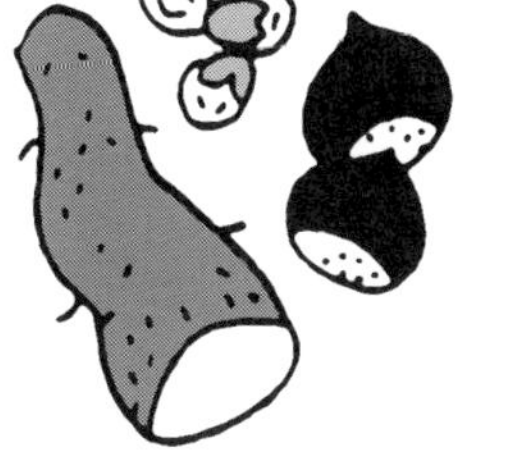

12月 師走《しわす》

本格的な冬の到来「腎」を充実させましょう

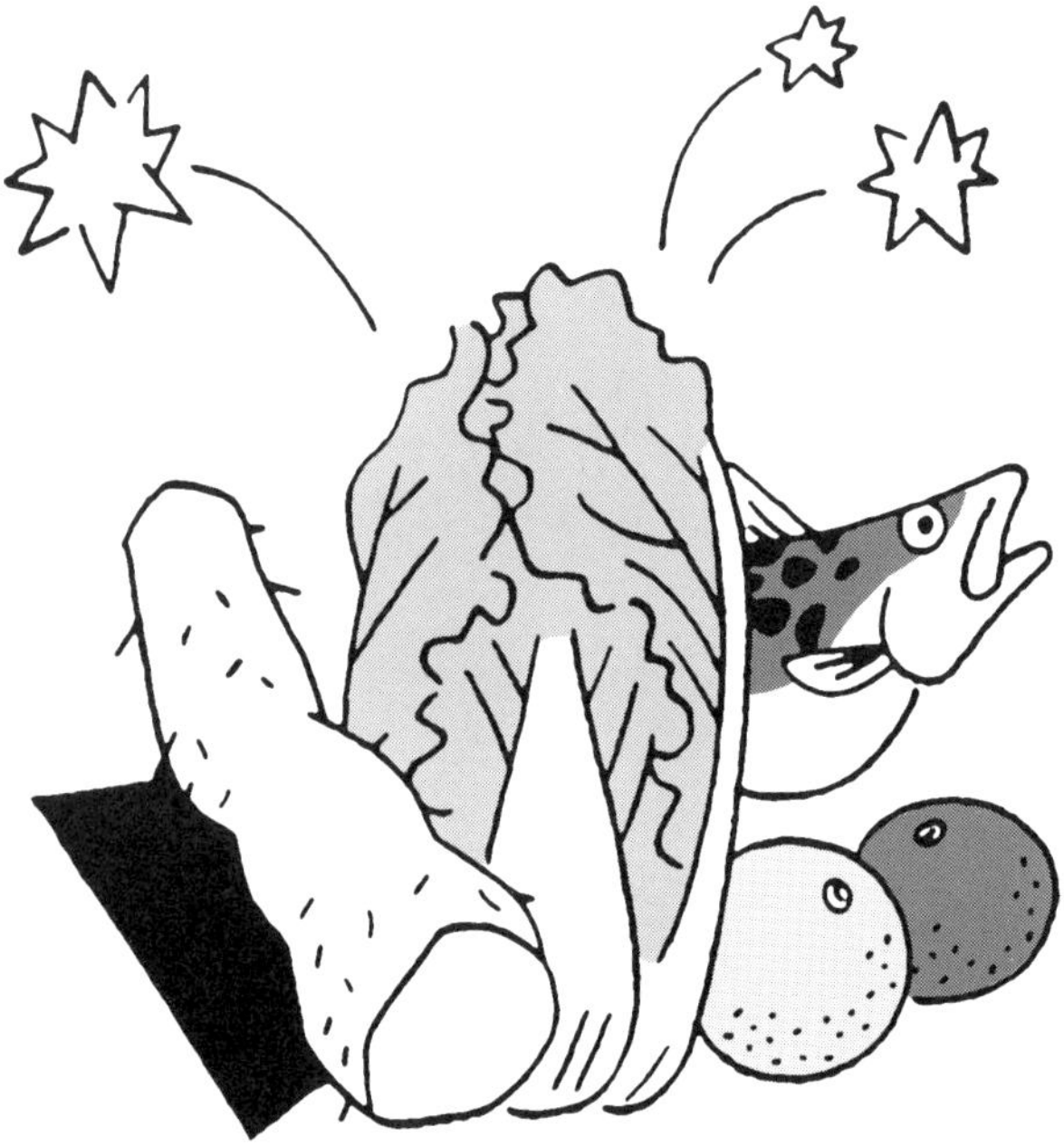

12月に入るとさすがに冬を感じる気候となります。大雪《たいせつ》（12月7日頃）になれば、大雪になる地域が出てきます。寒さからしっかり体を守る養生を心がけると良いでしょう。

また、冬至（12月21日頃）は1年で最も日が短くなる頃で、陽気が一番少なくなる時期。その影響による不調も起きやすくなります。一方で、ここからは日が長くなるので、一陽来復《いちようらいふく》といったりもします。

師走というだけあって、イベントも多くなり慌ただしくなります。体調を崩さないように気をつけたいシーズンです。

おすすめの食材

かぼちゃ、ごぼう、春菊、長芋、白菜、みかん、サバ、ししゃも、タラ、ブリ、のり

12月の不調❶

冷え

◆「腎」は冷えから弱まることも

冬の邪気は寒邪とお伝えしましたが、**とにかく冷えから体を守ることが大切な季節です。**住環境や衣服で冷えを予防できるとはいえ、油断せずに冷えないようにしていくことが大切です。

「腎」は冷えることが苦手な臓器なので、冷えから「腎」が弱まることも。**冷えによる不調は、単純に体が冷えた、手足が冷たいというだけでなく、腰痛、膀胱炎、肩こり、頭痛、胃腸の不調、気分の落ち込み**などが起きることがあります。

また、体が冷えると免疫力が低下してカゼをひきやすくなりますし、代謝も落ちて太りやすくなります。

◆体を冷やすものは避ける

冷え性で多いのが、体を冷やすものの摂りすぎです。冷え性といいながら、アイスクリームやビールをとっていませんか？ 体の外側より体の内側が冷える方が、直接体の芯から冷やし、ダメージが大きいのです。体温が下がると、外側から温めてもなかなか上がりません。体を冷やす、冷たいもの、生ものの、甘いものは極力避けましょう。

冬―12月

また、**夏の食材やデトックス食材の摂りすぎも気をつけましょう。**トマトやバナナ、青汁を1年中摂っていませんか？　夏は熱中症の予防になりますが、冬は冷えの原因になります。冬が旬の食材を中心に食べましょう。

デトックス食材も炎症による熱を取るための食材ですから、体に必要な熱まで奪ってしまうことがありますので注意しましょう。

なお、**冷えは自覚するほどになると、体が完全に冷えている状態です。下がり切る前に体を温めないといけません。**

体が冷え切ってから厚着をしてもその温度がキープされるだけで温まりません。温めるためには、体温が下がる前に厚着をするか、体温を上げる工夫が必要なのです。

冷え性の原因

- **冷たいものをよく飲む、食べる**（例：ジュース、ビール、アイスコーヒー、アイスクリーム、冷ややっこ）
- **生ものが多い**（例：生野菜サラダ、果物、刺身、スムージー）
- **甘いものが多い**（例：ケーキ、チョコレート、和菓子、甘い飲みもの）
- **夏の食材が多い**（例：トマト、きゅうり、レタス、バナナ、パイナップル）
- **デトックス食材をよく摂る**（例：青汁、どくだみ茶、ケール）
- **素足で過ごすことがある**
- **寒さを感じるまで暖房はつけない**

冷え性のタイプ別養生

冷え性には大きく分けると3タイプあります。タイプに合った養生を心がけましょう。

①エネルギー不足の冷え性（陽虚）

体の熱源である腎陽《じんよう》が疲れているタイプの冷え性で、体を温める熱エネルギーが足りない状態です。

全身の冷えを感じ、お腹が冷えやすい、便が緩い、冷えるとお腹が不調になる、食が細い、量が少ない、体力がない、といった症状が多いです。

胃腸の調子が落ちたり、体が疲れたりすると、体を温めるためのエネルギーが不足してしまいます。**体力を温存しつつ、体を温める食材をしっかり摂ると良いです。**

食事の量が少ない人が多いので、食事を抜かないこと。寒い時期は食事以外でも温かいスープなどを冷える前に摂ると良いです。

【おすすめの食材】

鶏肉、羊肉、鮭、かぶ、にら、よもぎ、シナモン、酒粕、甘酒、長ねぎなど

これらの食材は、冷え性でない人も冷えの予防になります。他の冷え性タイプの人は、タイプ別の食材と一緒に摂ると良いです。

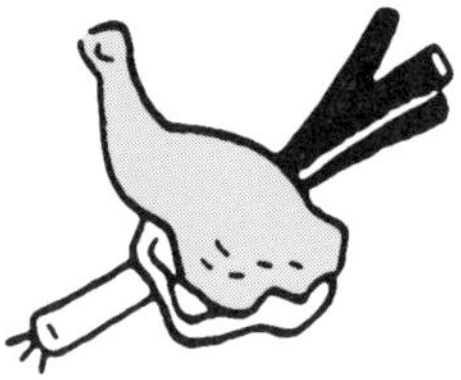

②血不足の冷え性（血虚）

体の熱を運ぶ血液が足りない状態で、女性に多い冷えです。末端冷え症になることも多いです。

「血」にはいろいろな役割がありますが、その1つに体全体に熱を送る作用があります。全身を温めるのに十分な血液の量がない人は、内臓や脳など重要な部分を温めるのに精一杯で、末端まで血流がいかずに冷えてしまうことがあります。特に足先や指先が冷えてしまう場合は、血液不足タイプです。

血液不足の冷えタイプの人は、**皮膚や髪が乾燥しやすい、爪が薄い・割れやすい、ドライアイや視力の低下が気になる、便秘、ウサギのような便**といった症状も見られます。

また、暑さにも弱い人が多く、夏は暑がりなのに冬は冷え性ということも。生姜湯や香辛料での温活が逆効果になりやすいので、気をつけてください。

血液が不足していることが原因で冷え性が起きていますので、**まずは肉・魚をしっかり食べて血液を増やしましょう。**皮膚が乾燥すると体温も抜けやすいので、肌の保湿も心がけてください。

【おすすめの食材】

レバー、カツオ、マグロ、羊肉、鮭など

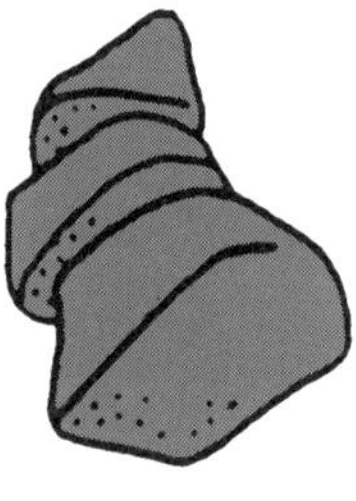

③巡り不足の冷え性（気滞）

体の熱が巡らずに滞っている状態です。手足は冷えているのに顔はのぼせているというような場合です。このタイプは、巡る力が弱いために体の中でも熱の分布が不均一で冷えを感じてしまいます。

温かいものは上の方へ、冷たいものは下の方へと、たまりやすい性質があり、体の中をしっかりと巡らせることが大切です。

冷え性の他に、**イライラ・ソワソワしやすい、ゲップやオナラが多い、体がこりやすい**といった症状もあります。

長時間、同じ姿勢でいる、運動不足、筋肉量が少ない、ストレス過剰な人に多く見られます。

下半身の冷えに気をつけたいので、**おへそより下は冷やさないようにします。冷えを感じた時は、散歩や足湯をして血流を促すと良いでしょう。**

また、ストレスや怒り、疲れがあると血流が滞ります。ため込まないように、体と頭のリフレッシュを心がけてください。香りが良いものは巡りを促す作用があるので、ハーブティーやアロマなどもおすすめです。

【おすすめの食材】

ゆず（特に皮）、玉ねぎ、シソ、カジキマグロ、ジャスミン、バラなど

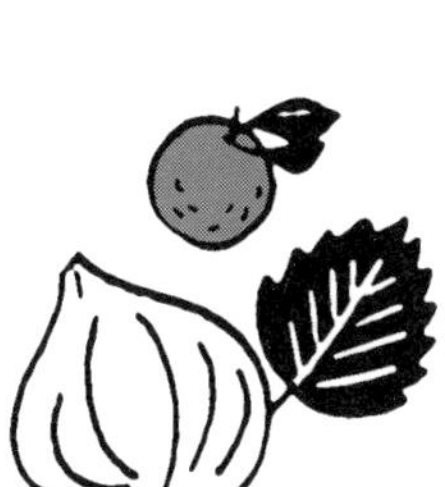

12月の不調❷

腰痛

◆腰を冷やさないことが肝心

腰は「腎の府」とも呼ばれ、「腎」の状態が出やすい部位です。

何もしていないのにぎっくり腰を発症する人がいます。これは、外的要因ではなく、内的要因で起きている腰痛です。腰は「腎」に関係し、「腎」の疲れで腰痛になるのです。**腰痛持ちの人やぎっくり腰に何度もなる人は「腎」が弱っていることが多い**です。

「腎」は冷えることが苦手な臓器で、特に腰の冷えは厳禁です。なんとなく腰のあたりがスースーするということが続くと立ち上がった時には腰痛になっていることもあります。また、足が冷えると腎が直接冷えてしまうので、足元が冷えないようにしましょう。

年末年始に多いのが**胃腸の疲れと「肝」の疲れからくる腰痛**です。

胃腸の疲れは、東洋医学では「土克水《どこくすい》」の関係で、土（脾）が疲れることによって、水（腎）を壊してしまった状態と考えます。

なお、「肝」の疲れからくる腰痛というのは、「木（肝）」の担当である筋が張ってしまい、腰痛になることがあります。

つまり、食べすぎや飲みすぎから腰痛になってしまうことがあるのです。

腰痛の時の養生

「腎」の疲れ（腎虚）による腰痛の人は、何度も腰痛を繰り返す、足腰の弱り、体力の低下、加齢、精力の減退といった症状が見られがちです。

その場合は、日常的に「腎」を補うものをよく食べると良いでしょう。

黒い食材、魚介類、山芋、豚肉、栗、くるみ、エビをよく食べると良いでしょう。また、腰を温めると早く解消します。

胃腸や肝臓の疲れからの腰痛は、まず暴飲暴食を控えることが先決です。飲み会やごちそうの予定の間には、「脾」と「肝」を労る日をつくってあげましょう。

また、胃腸が疲れやすい土用の時期も腰痛が多くなるので注意が必要です。

1月の不調②食べすぎ・飲みすぎ（P185）も参考にして養生しましょう。なお、もんだりストレッチしたりすると悪化するので気をつけましょう。

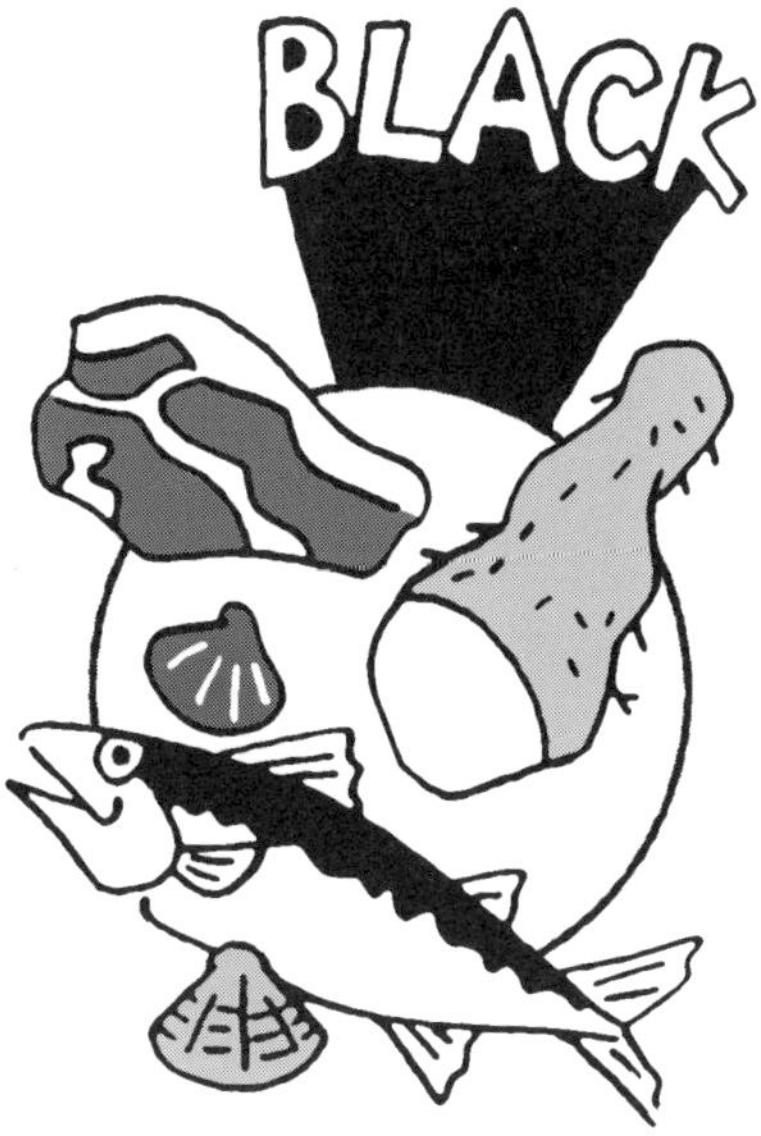

気分の落ち込み

冬至の頃は最も日が短くなります。日照時間が少なくなるとともに、冬の暗さと寒さに暗澹《あんたん》たる気持ちになる人がいます。

これは「日が短くなる」＝「自然界の陽の気が少なくなる」ことに由来します。もともと体力がない人、冷え性の人は陽気が少ないので、落ち込みが起きやすいです。夏の日差しを十分に浴びていないことが原因で起きる人もいます。

気持ちを持ち直すには、まず**体を冷やさないこと。体を温めて今ある陽気を守りましょう。**体が温まるだけで、体の強張《こわば》りも取れ、不安感が和らいできます。

２つめは、**日光浴をして陽気を補います。**体の前側が陰、背中側が陽になりますから、背中の面を太陽に向けると良いです。

３つめは、**陽気を養うものを食べること。干し椎茸や切り干し大根など、干したものは陽気を補うのに最適です。できれば天日干しのものがおすすめです。**また、肉や魚などの動物性タンパク質も陽気を補うのに良いです。

他に気持ちをリラックスさせてくれる、なつめ、ゆり根、アーモンド、牡蠣、ホタテ、青魚などもよく摂ると良いでしょう。

冬至を過ぎれば寒さがあっても日は少しずつ伸びてきます。春まであと少し、陽気を大事に過ごしましょう。

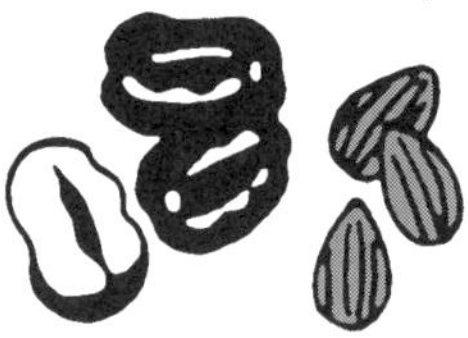

1月
睦月《むつき》

正月疲れを早めに解消！免疫力アップを心がけて

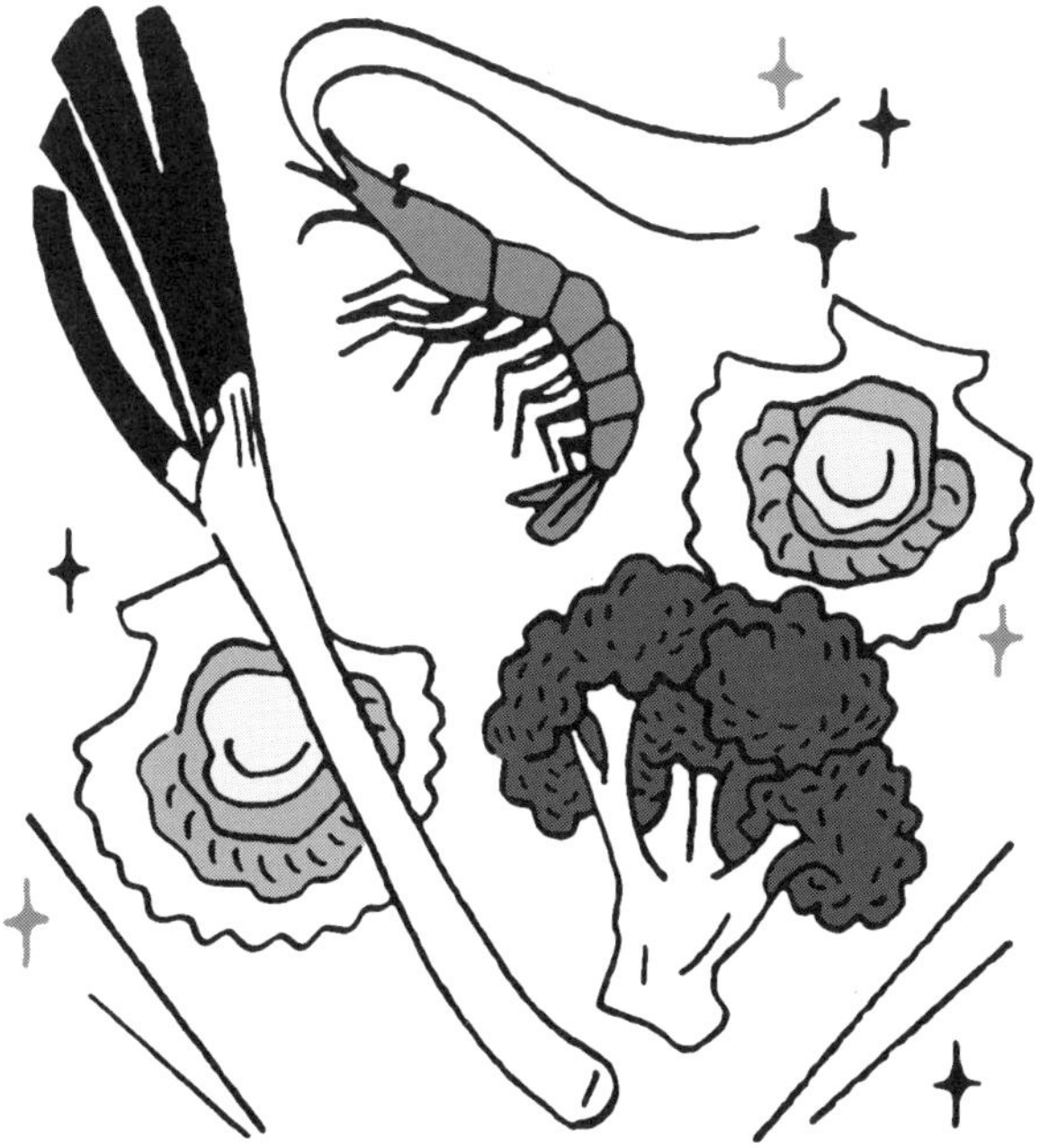

お正月を迎えて新年の改まった気持ちとともに、1年で一番寒い時期に入ります。小寒（1月5日頃）は「寒の入《いり》」ともいったりしますが、大寒《だいかん》（1月21日頃）も含め寒さの厳しい時期です。一方で、冬至も過ぎ、日は少しずつ長くなってきます。

お正月明けは年末年始の疲れが一気に出るタイミング。冬の土用も重なり、カゼやインフルエンザが多くなる時期です。

また、早い人は花粉症が出始めます。そろそろ花粉症対策も始めると良いです。

おすすめの食材

長ねぎ、ブロッコリー、ほうれん草、小松菜、いよかん、牡蠣、エビ、カニ、たらこ、ホタテ

1月の不調❶

カゼ

◆カゼの種類は大きく3タイプ

冬は寒いだけにカゼをひきやすい時季です。私たちの体は、「衛気」というバリア機能が働いて寒さやウイルスが入らないよう守っているのですが、寒さが強かったり、何らかの理由で「衛気」が弱まったりすると、守りが崩れてカゼをひいてしまうのです。

カゼにもいろいろなタイプがあります。他の季節で紹介しているものもありますが、大きく分けると3タイプです。

①冷えのカゼ
悪寒から始まることが多い。発熱、悪寒、頭痛、鼻水、鼻詰まりなど。冬〜春に多い。

②熱のカゼ
喉の痛みからきたり、喉の痛みが強いことが多い。発熱、悪寒、頭痛、咽頭痛、咳、痰など。秋に多い。

③胃腸のカゼ※
お腹の症状が主。下痢、吐瀉《としゃ》、食欲不振、発熱、悪寒、頭痛、だるさ。梅雨〜夏に多い。

冬に多いのは、①冷えのカゼです。しかし、冷えだけを予防すれば良いというわけにはいきません。カゼの特徴は変化の激しい点

※西洋医学でいうカゼの範疇には入りませんが、東洋医学的には胃腸にもカゼが入ると考えます。

にあり、初めは冷えからくるカゼでも、途中から熱のカゼに切り替わることがあります。朝は寒気がして頭痛がしたのに、昼になったら喉の痛みが強くなって熱っぽくなってきた、と数時間で症状が変わってしまいます。

逆に数日で治るのもカゼの特徴です。カゼと考えるのは5日くらいまでと考えておくと良いでしょう。1週間以上、症状が続く場合は、他の不調や病気に発展しています。

なお、②熱のカゼは10月の不調①から咳（P147）を、③胃腸のカゼは食あたり、下痢（P94）を参考にしてください。

◆カゼをひかない人は「正気」が強い

東洋医学では、カゼをひくかどうかは正気（＝免疫力）と邪気（＝ウイルスなど）のどちらが強いかによると考えます。正気が弱い人は、邪気が弱くてもすぐにカゼをひきます。正気がしっかりしている人は、多少邪気が強くてもびくともしません。

年末年始は、以下の「正気を弱めるもの」が増えて、カゼをひきやすくなるので気をつけましょう。逆に、これらを避けるだけで免疫力が高まり、カゼをひきにくくなります。

・正気を弱めるもの
働きすぎ、寝不足、胃腸の疲れ、アルコールの摂取、甘いものの食べすぎ、偏った食事、冷え、ストレスなど

冬—1月

冷えのカゼの養生

カゼを予防するために大切なのが、生活リズムと食事のバランスを整えることです。早寝をし、バランスの良い食事を心がけましょう。「肝」と「脾」の疲れがあると、免疫力が低下してしまうので、食べすぎ、飲みすぎは特に慎み、生もの、甘いもの、冷たいものを避けましょう。

冷えからくるカゼに最もおすすめなのは、長ねぎです。冬のカゼ予防にも毎日食べてください。特に白い部分が良く、葱白《そうはく》といって漢方でも使われています。生ではなく加熱して食べるのが良いので、鍋や味噌汁に入れて、とにかくたくさん食べましょう。

外出していて冷えてカゼをひきそうだ、という時にはチャイを飲むのも良いでしょう。含まれているスパイスの多くは寒さを散らしてくれるものです。寒さは体に蓄積しないようにすると良いのです。

もしカゼをひいてしまったら、とにかく休むことが先決です。体を冷やさないようにして、できるだけ早く寝ることです。この場合は入浴も控えた方が良いでしょう。漢方のカゼ薬は早く治すのに活用すると良いです。

免疫バランスの乱れを春まで持ち越すと花粉症の原因にもなるので気をつけましょう。

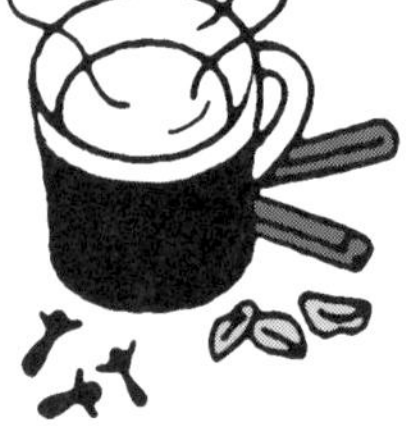

1月の不調❷

食べすぎ・飲みすぎ

◆胃腸は湿気が多くなると負担に

年末年始はどうしても食べすぎ・飲みすぎになりやすい時期です。

食事会などを楽しんだ後は、しっかりケアをすることが大切。疲れをそのまま引きずってしまうと、先にお伝えしたぎっくり腰やカゼの原因になってしまいます。

食べすぎることによって、胃もたれや食欲不振を起こすことは皆さん経験があると思います。ひどい場合には便秘になったり、下痢になったりすることもあります。

量だけでなく食べるもの、飲むものの質で、胃腸の調子が落ちることも。**甘いものや脂っこいもの、生もの、冷たいものが多いと、胃腸に湿気が多くなり負担が大きくなってしまいます。**量としてはたくさん食べていなくても、刺身と天ぷらとビール、その後にケーキといった組み合わせにすると、一気に胃腸が疲れてしまいます。

これは典型的な「胃腸が疲れる組み合わせ」ですから、できるだけ重ならないようにしましょう。少なくとも飲みものは温かいものにしたり、ケーキは遠慮したり。ご自身の胃腸の強さでどこでセーブするかは考えると良いでしょう。

冬—1月

食べすぎ・飲みすぎの養生

胃腸の調子が崩れてしまったら、まずは機能が回復するように戻してあげましょう。

◆食べすぎた時

お粥は胃腸を癒すのにとても良いもので、ちょうど人日《じんじつ》の節句（1月7日）には七草粥でお正月で疲れた胃腸を癒します。お粥自体が胃腸を労りながら元気にし、便通を良くする作用があります。

また、七草にも同様に胃腸を労る効能があります。すずしろ、すずな（大根・かぶ）は胃腸を癒す働きがあり、消化も促してくれます。**七草粥にしなくても、お粥に大根やかぶを入れたり、大根おろしを活用すると良いでしょう。**

なお、お正月によく食べるお餅は消化に負担がかかります。胃腸が疲れている時は負担になってしまいますから、量は控えめにし、大根おろしを添えてからみ餅にして食べると良いでしょう。

ゆずの皮や麹にも消化を助ける作用があります。大根やかぶを塩麹とゆずの皮で漬けたり、調味は塩麹にしたりするのもおすすめです。

逆にこってりしたもの、生もの、甘いもの、冷たいものは控えめに。

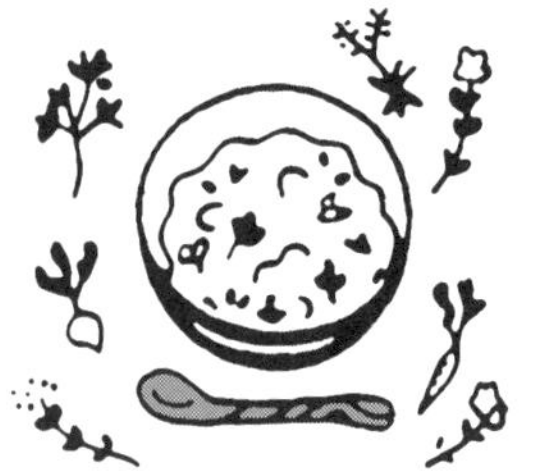

◆飲みすぎた時

お酒の量が多い場合には、「脾」と「肝」が疲れていることが多いです。アルコールは、水だと考えられないような量を飲む人が多いと思います。ですから、それを受け入れる胃は水分過多で消化力が落ちてしまい、消化器官が疲れてしまいます。

アルコールは体にとって毒ですから、「肝」が解毒してくれます。多くなるほど「肝」が疲れます。また、飲むとだいたい寝不足になり、さらに「肝」が疲れます。

「脾」と「肝」の疲れは、1月の不調①カゼ（P182）にあるように、免疫力を低下させてしまうので、できるだけ早く回復させることが大切です。「脾」の疲れの解消法は、6月の不調①夏バテ・食欲不振（P96）を参照してください。お酒は「脾胃」に痰湿がたまった状態になります。

アルコールの解毒を高めるものは、グレープフルーツ、オレンジ、ゆず、柿、しじみが良いです。

アルコールの分解には水分も使いますから、飲んだ後に常温の100％のグレープフルーツジュースかオレンジジュースを飲んでおきましょう。翌朝はしじみの味噌汁を飲んで、「肝」の解毒を後押ししておきましょう。

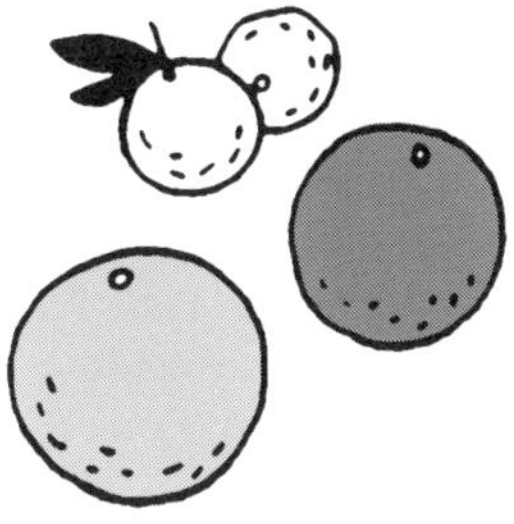

冬のツボ養生

冷えがつらい冬に、体全体を温めてくれるツボを紹介しましょう。

冬のツボ❶

関元《かんげん》　冬の臓腑「腎」を補うツボ

丹田というエリアは「腎」の気の状態が現れるところで、「腎」の気を元気にするところ。全身を温める効果も期待できる関元を温めて、「腎」の気をためながら冬を乗り切りましょう。

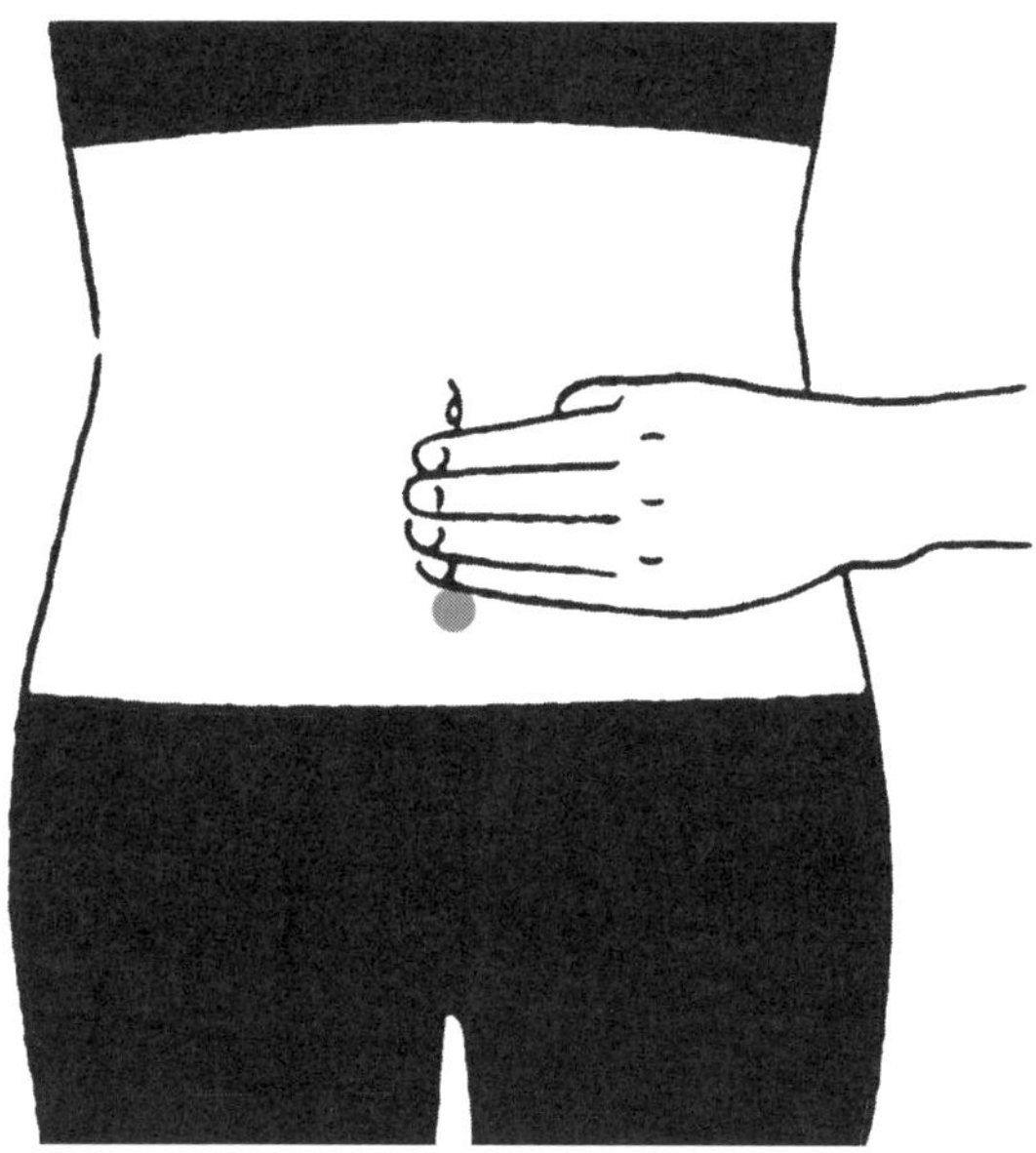

◆押し方

おへその下（指4本分ほど下）に、両手のひらを当てます。押すというよりは、両手のひらを当てて温めるようにして10～30秒くらいリラックスしましょう。

10~30秒 × 1回

冬のツボ❷

命門《めいもん》　腰痛や冷え、ストレスにも良いツボ

命門の「命」は「腎」の気、精気のことを指します。命門は「腎」の気を元気にするツボ。精気は生命の源ですから、命門は疲労回復、冷え性の改善、ストレスの緩和など幅広く対応できるツボでもあります。

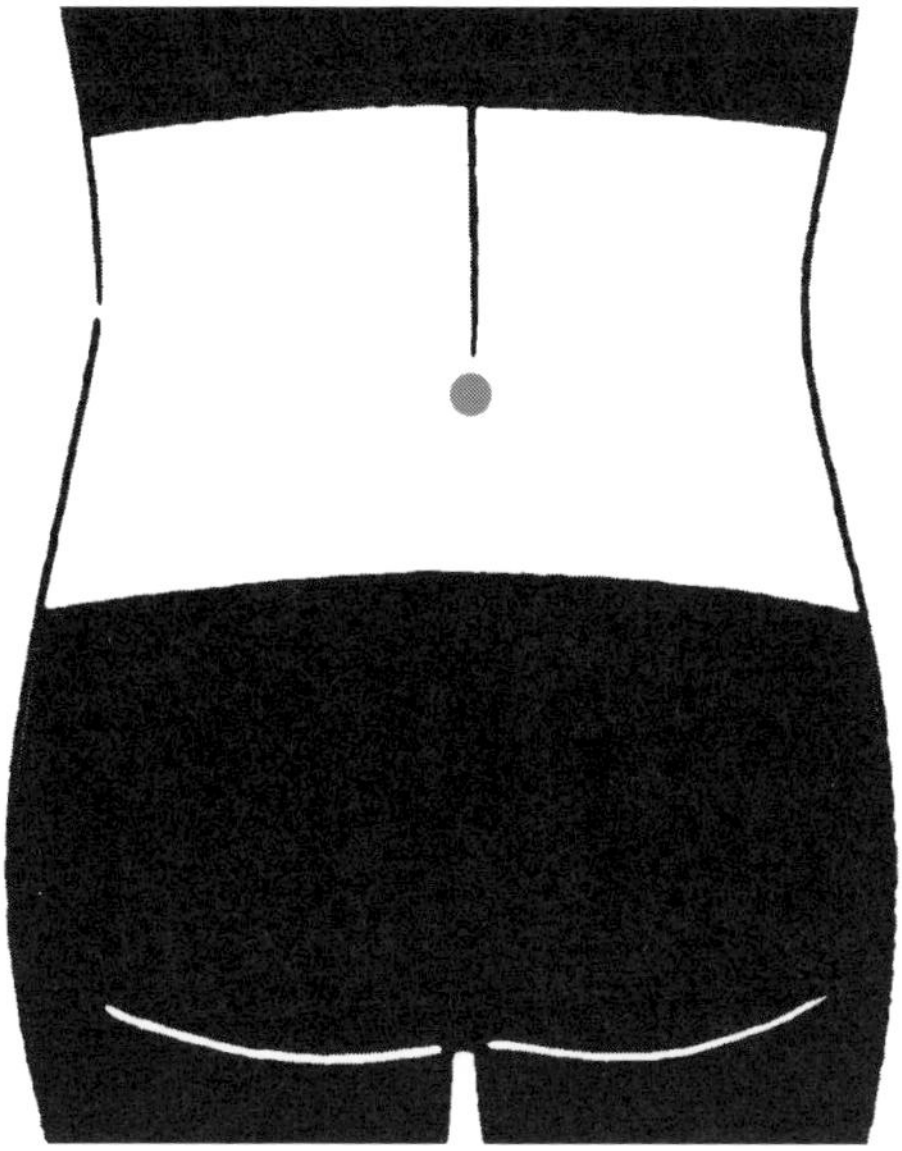

◆押し方

おへそのちょうど後ろ側の背骨上にあります。骨盤の線（腰の線）から少し上のところをやや弱めに押します。

3~5秒 × 3~5回

東洋医学の基本の考え方①

陰陽五行説

季節の薬膳を考える上で、知っておいていただくと役立つ考え方が「陰陽五《いんようご》行説《ぎょうせつ》」です。「東洋医学は難しい！」と思う人が続出する箇所です。あまり頭で考えず連想ゲームだと思って読んでいただけると少しはとっつきやすくなると思います。

昔の人が生きるために一生懸命、自然や体を観察して、「これが一番つじつまが合う！　実用的だ！」と思ったものの集積が東洋医学の考え方なのです。

「陰陽五行説」というのは「陰陽説」と「五行説」が合体したものです。

この２つを組み合わせて、自然の現象や、体の状態、治療方法などを選ぶのが東洋医学の特徴です。

◆「陰陽説」とは

「陰陽説」というのは、全てのものが陰と陽という、対立する２つの性質に分けられ

陰陽と季節の関係

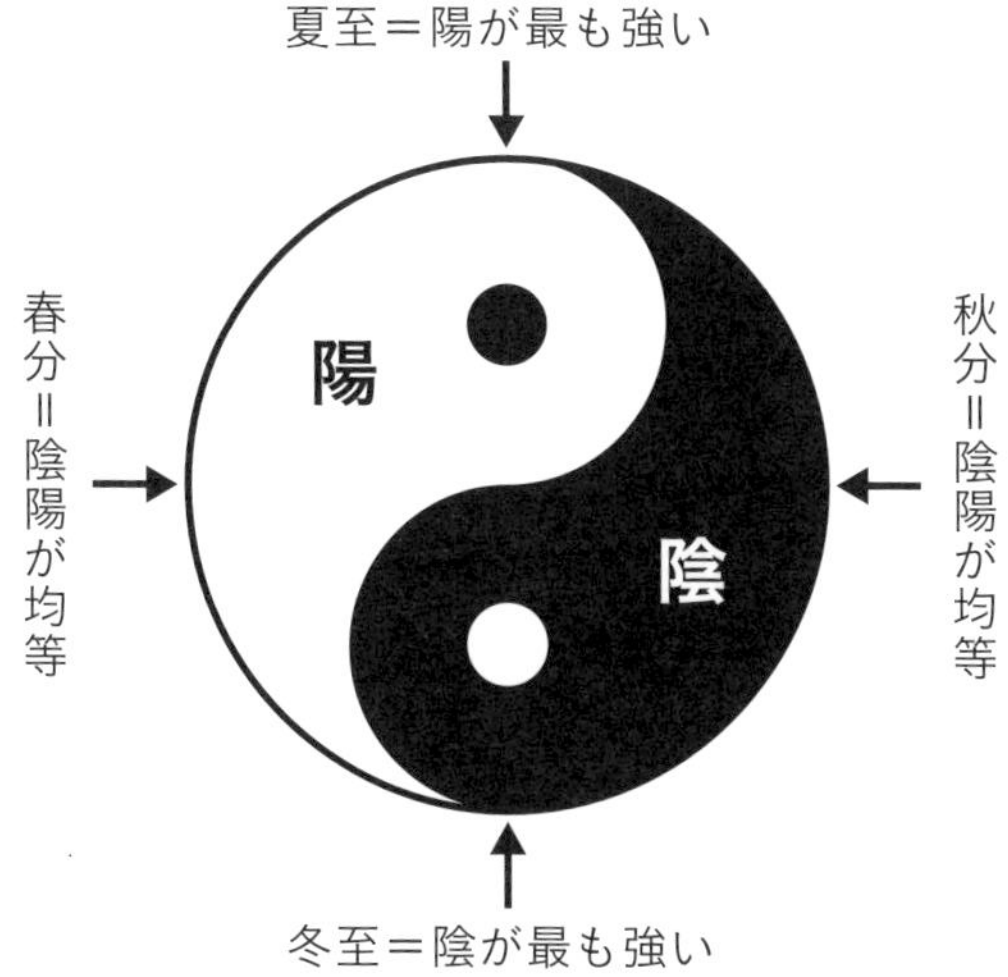

るという考え方です。また、「陰陽」というのは絶対的なものではなく、相対的なものです。

季節の変化というものは、陰陽の増減により起きています。夏は陽の季節で、冬は陰の季節です。その季節の陰陽のバランスと、体の陰陽のバランスの均衡が取れていることが、季節の養生では大切になります。

東洋医学のバイブルである『黄帝内経《こうていだいけい》』では、すでに季節の養生をすることの重要性を説いており、季節に順応することが養生の道だといっています。

季節によって、「春夏は陰を養い」「秋冬は陽を養う」といいます。ここでいう陰陽をおおまかに説明すると、春は血、夏は水分とい

う潤い（陰）を補った方が良く、秋は気力、冬は温もりという陽を補った方が良い、ということになります。

◆「五行説」とは

「五行説《ごぎょうせつ》」というのは、自然界も私たち人間も5つの特徴を持ったものに分けることができるという考え方で、この5つには相関関係があります。季節と臓器の対応だけでも参照していただくと良いでしょう。

五行というのは、「木火土金水《もくかどごんすい》」という5つのことで、それぞれに特徴があります。**季節も五行に分かれており、木は春、火は夏、土は長夏（土用）、金は秋、水は冬**となります。臓器も同じく五行に分かれ、五臓といいます。木は肝、火は心、土は脾、金は肺、水は腎と対応します。五臓は西洋医学で捉えると臓器よりもう少し広い範囲を指し、臓器に関係する働きやホルモンなども含んでいます。ここではちょっと長くなってしまうので割愛しますが、興味を持った方はぜひ調べてみてください。

また、この五行には相関関係があり、生み出したり育てたりする関係のことを「相生《そうしょう》」といいます。

木克土の関係

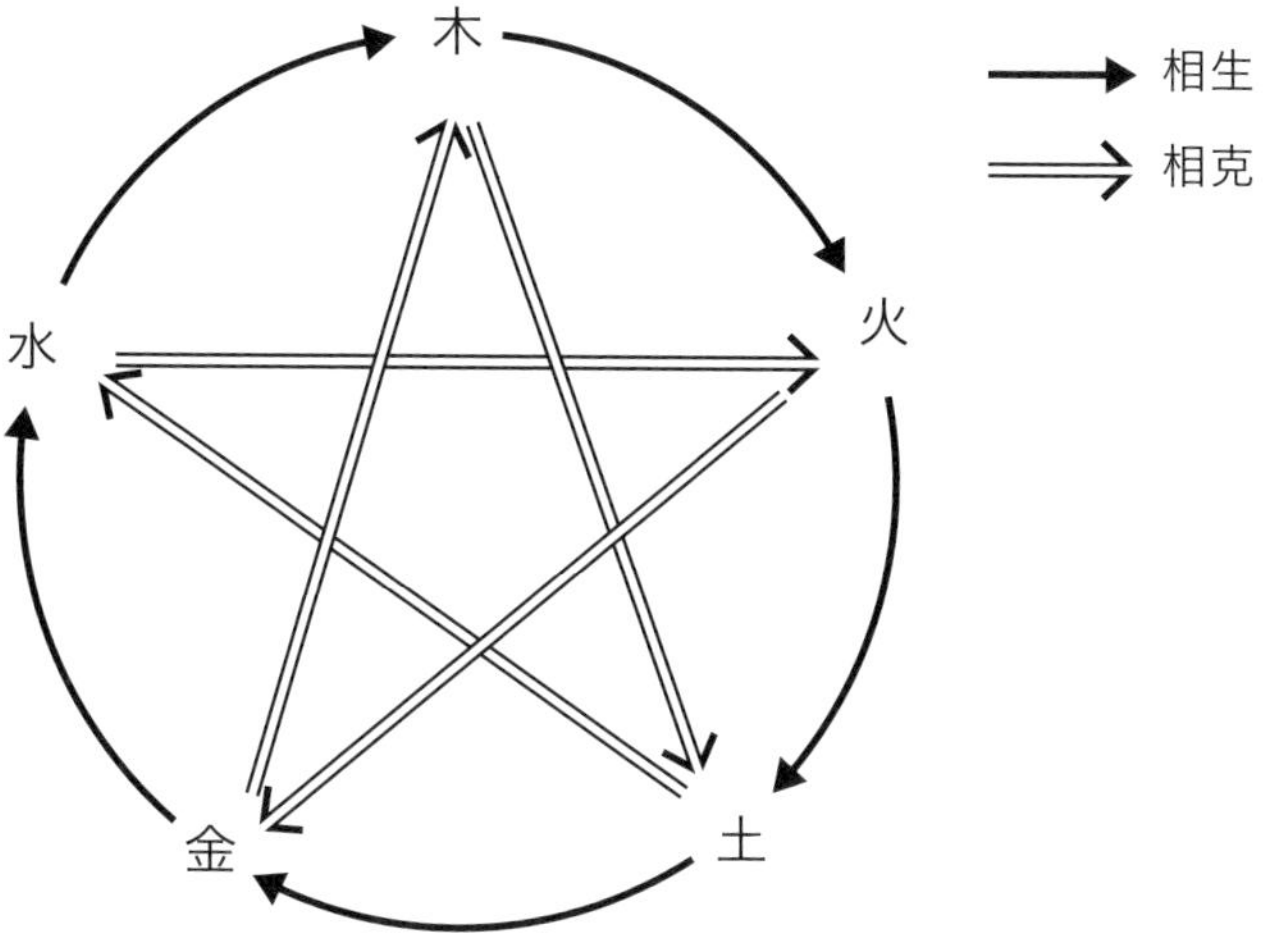

季節の巡りも、春↓夏↓長夏↓秋↓冬↓春……と繰り返すもので、私たちの体も同様に考えます。つまり、**春の養生がうまくいくと、夏をうまく過ごせます。夏をうまく過ごせると長夏がスムーズになり、秋がスムーズになり、そして冬も元気に過ごせる、というように、季節が次々とバトンタッチし、1年を快適に過ごせるようになるのです。**

逆に、五行の中で抑制する力関係もあります。これを「相克《そうこく》」といいます。抑制といってもよい意味でバランスを取るために働く力だと思ってください。

木克土《もっこくど》という関係は、「木」が「土」を抑制しています。木の根があることで土は安定し崩れ落ちません。

五行色体表（一部）

五行	木	火	土	金	水
五季（季節）	春	夏	長夏／土用	秋	冬
五色	青	赤	黄	白	黒
五気	風	暑	湿	燥	寒
五臓（臓器）	肝	心	脾	肺	腎
五腑	胆	小腸	胃	大腸	膀胱
五官（感覚器）	目	舌	口	鼻	耳
五志（感情）	怒	喜	思	悲	恐
五味（食べもの）	酸	苦	甘	辛	鹹（塩辛い）

ですが、もし「木」がスタンドプレーをし始めると調和の関係が崩れます。「木」が「土」の養分を吸い尽くしてしまったり、土が荒れてしまったりします。

そして私たちの体にもこの五行が存在します。それが臓器です。

他にもいろいろなものを五行に分けたものが**「五行色体表」**というものです。この五行色体表を使って体を分析したり、治療法を考えたりします。

例として、五行色体表の五行の「木」の項目を見てみましょう。五色、つまり「木」（春）の色は青です。体の養生で使う場合には、青（＝緑）のもの、つまり葉物野菜を食べて春の養生をしたり、「肝」を元気にしたりします。

五官は感覚器のことです。季節によって不調が出やすい感覚器があります。春は目です。実際に患者様をみていても、春に視力低下や目のかゆみなどが起きやすくなります。また、五臓の「肝」が疲れている時に目の症状が多くなります。

五志というのは感情のこと。「木」は「怒」です。イライラしたり、怒りっぽくなったりするのが春ですし、「肝」に負担がかかっているとイライラしますし、イライラしていると「肝」が疲れます。

五味は味のことで、春は酸味です。酸っぱいものを適量摂ることで「肝」の勢いを足したりします。ですが、摂りすぎは禁物です。実は春は立春から72日は酸味を控え甘味を多くする、とあります。つまり、季節の味を摂りすぎてもいけない、ということなのです。酸味が多すぎると「肝」を疲れさせたり、「肝」が強くなった時に制圧されてしまう「脾」を傷つけてしまったりします。

他の季節も同様で、どちらかというとその味で素材が引き立つもの、と思うようにすると良いでしょう。

例えば、冬は「腎」を補うものを摂ります。「腎」を補うものは海のものが多いです。海のものはすでに海水によって若干のしょっぱさ（「鹹」はしおからいという意味）が素材に含まれます。ですから、味付けで塩は少なめに用いた方が良いのです。

では先ほどの「木克土」の例をこの五行式体表で見ていきましょう。

「木」は「肝」で感情は「怒」です。怒りが強くなったり、イライラが強くなったりすると「木」が強くなってしまいます。そうすると「木」が「土」を制圧しすぎて傷めてしまいます。「土」に関係する臓器は「脾」です。「脾」が傷めつけられるというのは、胃腸の働きが悪くなることです。

ストレスが多いと胃がキリキリしたり、食欲不振になったりすることがあると思います。これが「木克土」という状態です。

このように五行の相関関係を使って東洋医学では体のどこに不調があるのか、どうバランスが崩れているのかを見ていきます。

季節ごとに養生の方法や、不調の出やすいところをお伝えしてきましたが、これらはこの五行色体表や五行の相関関係を使っています。

五行色体表と照らし合わせてみると、東洋医学の奥深さ、おもしろさを感じられると思います。

東洋医学の基本の考え方②

薬膳的食材の考え方

◆体に入った後の効果を見る

薬膳では、栄養学とは異なる方法で食材を捉えています。

その食べものにどんな栄養素が含まれているのかということではなく、その食べものを食べるとどんな作用が体に起こるかで、食材の特徴を整理しています。

例えば、トマトという食材は栄養学で見れば、ビタミンC、β-カロテン、ビタミンB群、ビタミンE群などが多く、リコピンやクエン酸も含まれる食材ということになると思います。

赤い色はリコピンで抗酸化作用がある、クエン酸は血糖値の上昇を抑える……というように、含まれている栄養素ごとにその効能がわかっていると思います。

しかし、トマトはビタミンCでもリコピンでもありません。ビタミンCはトマトを構成する1つの物質で、トマトにはもっといろいろなものが含まれています。水分もありますし、食物繊維もあります。実際に食した場合には、リコピンだけの効果を得るわけではなく、いろいろな栄養素が合わさった効果が体に反映されます。

一方、薬膳では、トマトは以下のような効能があるとされています。

・生津《せいしん》：体を潤す
・止渇《しかつ》：喉の渇きを止める
・解暑《げしょ》：夏の暑さを取る
・涼血《りょうけつ》：血液の熱を冷ます
・平肝《へいかん》：肝の働きが亢進《こうしん》しているのをなだめる
・健胃《けんい》：胃の働きを正常化する
・消食《しょうしょく》：消化を助ける

これらは全て、トマトを食べた時に得られる効能です。どんなものが含まれているか知る由《よし》もない時代に効果・効能をまとめていますから、どんな栄養素が入っているかということはひとまず横に置いてしまい、食べた結果だけを見ています。ある意味、トマトの中身はブラックボックスで、私たちの体に入った結果のみを見ているのです。

どちらが良い、悪いということはありません。ものの見方が異なるだけです。

薬膳における食材の効果・効能は、過去の人類の経験則の積み重ねです。ですから、栄養素として未知のものがあるかもしれませんし、複数の栄養素の相乗効果でその効能が得られているのかもしれません。まだまだ未知の部分が多いと思いますが、今後食べものの効果・効能はますます研究が進んでいくでしょうから、その過程で東洋医学における食材の効能と栄養学との相関が明らかにされていくと思います。

なお先程、トマトの効能を挙げましたが、他の食材には別の効能があります。例えば、気力を補うもの、血液を補うもの、お通じを良くするもの、ストレスを発散させるものなど、食材によってさまざまな効能を持っています。

食材の効能以外にも、東洋医学特有の食材の捉え方があり、食材の性味《せいみ》（四気、五味）、帰経《きけい》というものがあります。

◆四気

四気（四性）とは、食材の持つ温める力や冷やす力のことで、寒《かん》・涼《りょう》・温《おん》・熱《ねつ》の4つがあります。一番冷やすものが寒性、その次が涼性のものです。一番温めるものは熱性、次は温性です。冷やしも温めもしないものは平性といいます。

冷やす食材、温める食材というのは聞いたことがある人も多いと思います。例えば、夏野菜は体を冷やすといいますよね。夏は寒涼性のものを多く摂ることで暑さに負けない体となります。逆に、冬は温熱性のものをよく食べることで、寒さから体を守ります。

体にとってはどの性質のものも必要です。どちらかに偏りすぎず、かつ季節の巡りと体質に合わせてバランスを取れると一番良いです。

なお、食材の温める力、冷やす力というのは、食べものの温度には関係ありません。もちろん、冷たい食べものは体を冷やし、温かいものは体を温めます。つまり、食材の四気と食べものの温度の足し算となります。例えば、トマトは涼性の食べものですが、スープにしても生で食べても涼性です。スープの場合、トマトの涼性がスープの温かさで少し和らぐので、冷えやすい人でも夏の余分な暑さを冷ますのに安心して摂ることができます。

◆五味

五味とは五つの味のことで、酸《さん》、苦《く》、甘《かん》、辛《しん》、鹹《かん》に分かれます。舌でよくわかるものもあれば、ピンとこないなぁと思うものもあります。実は味は味覚だけでなく、食材の働きを表すものでもあります。

五味は季節とも対応するもので、先ほどの五行色体表でも説明したように、季節ごとに摂った方が良い味や控えた方が良い味があります。

酸味は、レモンのように酸っぱいものが主になります。酸味はキュッと引き締める作用があり、汗の出すぎを抑えたりするのに使います。

苦味は、コーヒーや苦瓜のような苦さです。熱を取ったり、解毒したり、湿気を取ったり、デトックスさせる作用があります。また、気を下げる作用があるので、体力があってのぼせるような人に向いています。体力がない人がたくさん摂ると、疲れることがあります。

甘味は、砂糖の甘さではなく、デンプン質の甘さです。米やじゃがいものほんのりとした甘さを指します。体力を補ったり、お腹の調子を整えたり、体をゆるめたりします。砂糖ほど甘いと、お腹の調子が乱れることが多いです。

辛味は、辛いということではなく、カゼなどを発散する作用や、気血の巡りを良くする作用のあるものになります。ですので、辛味の食材は、唐辛子など明らかに辛いものだけでなく、シソや長ねぎなども含まれます。

鹹というのは海水の塩辛さのことで、しこりを柔らかくしたり、それを体外に排出させる働きのあるものを指します。塩も鹹味の食材に含まれますが、海産物の多くもこの鹹味の食材に含まれ、例えば海藻はこのしこりを柔らかくする作用によりむくみを解消したり、利尿作用があったりします。

◆帰経

帰経とは、食材の効果・効能がどの臓器に発揮されやすいかということを示します。

例えば、夏の食材である苦瓜は、「心」と「脾胃」に帰経します。寒性の食材ですので、最も冷やす性質を持っています。「心」は心臓と血液に関係するところです。苦瓜は血液に熱がこもる状態を解消する食材、つまり熱中症の予防に良い食材です。他に、血液に熱がこもってできるできものや目の赤みも解消してくれます。

くるみは秋冬に出てくる食材ですが、その帰経は「腎」と「肺」です。温性の食材で、「肺」を温めたり「腎」を補ったりする作用があります。他にも、髪を黒くしたり、頻尿を改善したり、腰痛を改善したりする作用がありますが、これらはいずれも「腎」の症状で、「腎」を補う作用があるということです。

食材の帰経も偏りなく摂れると良いです。また、五行色体表や各季節の養生を参考にして、季節の臓器を養う食材を選ぶと良いでしょう。

なお、食材ごとの性味や帰経は、「性味表」と呼ばれるものでまとめてあります。興味のある方は、本やインターネットなどで調べてみてください。

おわりに

私は大学の時に環境と資源の勉強をしていました。その後もリサイクルや温暖化に関する仕事をしていたのですが、その中で感じたのは人間が自然をコントロールしたいと思っても、結局はコントロールできないということです。素晴らしい技術だと世の中がもてはやしたものも、数十年後には思いもよらない結果をもたらし、逆に公害を引き起こしたり、取り返しのつかないことになったりした例は枚挙に暇《いとま》がありません。

体も同じで、自然をコントロールして、科学の力で私たちの暮らしを楽にしようと思っても、そんなに単純にはいきません。過ごしやすくなったと思ったのも束の間、体には余計なお世話で、かえって体調が悪くなるということもあります。暑さ、寒さ、湿気、乾燥など、悪い面に目がいきがちですが、私たちと自然との間にはまだまだ未解明の関係があるのです。

地球に生きている以上、私たち人間も地球という生態系の一要素に過ぎず、エネルギーや物質の保存則から外れることはできません。そう考えると地球のバイオリズムに則《のっと》って生活する方が自然な流れになるのではないでしょうか。

そして、地球のバイオリズムを感じることができるものの1つが、季節や天候の変化です。季節や天候という自然の移り変わりに逆らうのではなく、それを感じながら流れに身を任せて過ごすというのも大切なことだと思います。

私自身も東洋医学を学ぶようになって、夏の暑さや冬の寒さが鬱陶《うっとう》しいものではなく、季節の愛おしさとして感じられるようになりました。

夏至がくれば、もう日が短くなってしまうのかとちょっと寂しく感じたり、8月に猛暑日になってもこれも夏の最後のあがきだなあと思ったりします。1月の後半には春の香りがしますし、2月の雪も寒さの名残《なごり》だと感じるのです。

1年を通じて季節という波に乗るように過ごしてみてください。1年後には今より元気に、気持ちも楽に過ごせていることを願っています。

瀬戸 佳子

参考文献

『全訳中医基礎理論』戴毅 監修、印会河 主編、張伯訥 副主編、淺野周 翻訳／たにぐち書店
『画说四时24节气 养生智慧』李艳・谭洪福 主编／人民军医出版社
『鍼灸医学大系1 黄帝内経素問 序説・本編第1～第4』柴崎保三 著、家本誠一 校訂／雄渾社
『陰陽五行説』根本幸夫・根井養智 著、根本光人 監修／じほう
『最新カラー図解 東洋医学 基本としくみ』仙頭正四郎 監修／西東社
『わかる中医学入門』邱紅梅／燎原書店
『中医药膳学』谭兴贵 主编／中国中医药出版社
『实用中医诊断学』邓铁涛 主编、陈群・郭振球 副主编／上海科学技术出版社
『食養生の知恵 薬膳食典 食物性味表』日本中医食養学会 編著、日本中医学院 監修／燎原書店
『本朝食鑑』人見必大 著、島田勇雄 訳注／平凡社
『大和本草』貝原益軒 原著、白井光太郎 考註／有明書房
『新註校定 國譯本草綱目』李時珍 著、鈴木真海 訳、白井光太郎 校注、木村康一［等］新註校定／春陽堂書店
『東方栄養新書 体質別の食生活実践マニュアル』梁晨千鶴 ／メディカルユーコン
『中医食療方 病気に効く薬膳』瀬尾港二・宗形明子・稲田恵子／東洋学術出版社
『典座教訓・赴粥飯法』道元 著、中村璋八・石川力山・中村信幸 訳注／講談社
『養生訓・和俗童子訓』貝原益軒 著、石川謙 校訂／岩波書店
『旬の野菜の栄養事典 最新版』吉田企世子 監修／エクスナレッジ

〈著者略歴〉
瀬戸佳子（せと・よしこ）

国際中医薬膳師。国際中医専門員。登録販売者。早稲田大学理工学部卒、同大学院理工学研究科修了。北京中医薬大学日本校（現・日本中医学院）薬膳科卒業。会社員を経て、東京・表参道の「源保堂鍼灸院」にて、東洋医学に基づいた食養生のアドバイスを行い、鍼灸院併設の薬戸金堂では漢方相談も行っている。著書に『1週間で必ず体がラクになる お手軽気血ごはん』『季節の不調が必ずラク～になる本』（以上、文化出版局）、『1週間でからだが変わる いちばんやさしい気血養生』（PHP研究所）がある。

ツボ指圧監修　瀬戸郁保（源保堂鍼灸院）
装幀　小口翔平＋阿部早紀子（tobufune）
イラスト　さいとうあずみ
校正　株式会社ぷれす
本文デザイン・組版　朝日メディアインターナショナル株式会社

心と体が整う　「おうち薬膳養生」12か月

2023年10月12日　第1版第1刷発行
2024年7月22日　第1版第2刷発行

著　者　瀬戸佳子
発行者　村上雅基
発行所　株式会社PHP研究所
京都本部　〒601-8411　京都市南区西九条北ノ内町11
〔内容のお問い合わせは〕暮らしデザイン出版部 ☎075-681-8732
〔購入のお問い合わせは〕普　及　グ　ル　ー　プ ☎075-681-8818
印刷所　TOPPANクロレ株式会社

ISBN978-4-569-85567-7